自然治癒力を活性化させる

重心七軸調整療法

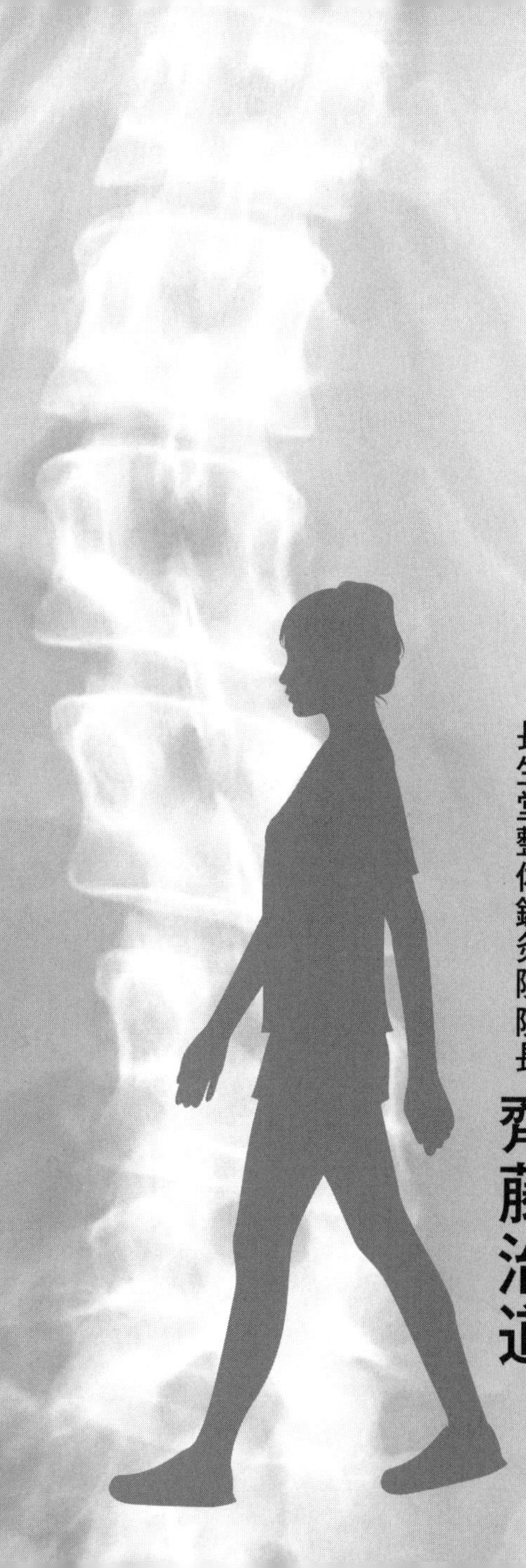

長生堂整体鍼灸院院長
齊藤治道

体が「歪む」と病気になりやすい

健康のありがたさというものは、病院に通ってもなかなか治らない時に、痛切に感じるものです。「なかなか治らない」とお悩みの患者さんを、私はこれまで何百人、何千人と診てきました。多くの方々に共通して言えるのが、病院に対して大きな信頼を寄せているわりに、我が国の現代医学の特徴をしっかりと把握していないという事実です。

はじめに申し上げておきますが、私は決して現代医学を否定する立場の者ではありません。ますます細分化され、日進月歩のごとく発展する現代医学には目を見張るものがありますし、医療に関わる方々に対して心より敬意を抱いています。一方で、誤解をおそれずに言えば、現代医学が細分化されすぎたゆえの弊害について、世の中ではあまり問題視されておらず、そこに危機感を覚えています。

想像してみてください。例えば腰痛で整形外科へ行く場合、専門医があなたの腰を丁寧に診察してくれるでしょう。さまざまな可能性を疑い、最善と思われる治療を施してくれるはずですが、それはあくまでも細分化された医療システムの中で、患者さん自身が「痛い」と訴える部位を「パーツ単位」で診察するにすぎません。つまり「木を見て森を見ず」、あるいは「森全体が見えにくい」状況にあるわけです。日本の専門医学会は、２０１４年現在、実に70もの学会に区分されており、最前線の専門医に「全体を見ろ」と言うほうが無理な注文でしょう。

本来、健康の力は統合されて発揮されるものです。**背骨をはじめ全身の筋肉、骨格系のくるい（体の歪み）が多くの身体異常の原因になっている**ことを、細分化された現代医学は気づいていません。

実際、病院を訪れる患者さんの約70％は、現代医学の枠を集めた器材を用いて検査をしても、確固たる原因がつかめないと言われています。この医学的フィルターにひっかからなければ原因不明で、痛みがあれば「鎮痛剤」、熱があれば「解熱剤」、胃の調子が悪ければ「胃薬」というように、多くが対症療法です。患者さんによってはクスリが不可欠な方もいらっしゃいますが、処方されたクスリを素直に服用し、その副作用でさらに体調を崩すという悪循環に陥る人も少なくありません。

対症療法は、病気の原因を取りのぞくものではなく、結果的に出てきた症状をクスリで抑え、その間に人間が本来持っている治癒力に身をゆだねるものです。しかし私たちは、クスリに依存する医療習慣によって、あたかも「クスリが健康をもたらす」と勘違いしているのが現状と言わざるをえません。

クスリに頼りきった医療の実態の中で、特に日常生活に支障を来たす痛みやしびれなどの運動器疾患はもとより、不定愁訴と言われる**原因不明の不快症状の原因の多くが、実は全身の筋肉、骨格系のくるい（体の歪み）に起因している**と知ったら、おそらく読者の皆様の多くが驚かれることでしょう。

痛みやしびれ、原因不明の不定愁訴が一般的な医療機関を受診しても治らない場合、その原因は「体の歪み」にあるのではないかと疑ってみる必要があります。

本来、健康な体をつくるためには「心、体、食」を正すという基本的原則があります。健康の力は統合されて発揮されるものであり、人は生まれつき、身体に内在している先天的知能（自然治癒力）がそれをしっかりと支えているのです。この根本原理を見失い、枝葉末節にとらわれた思考で出てきた症状だけをクスリで抑えようとしても、真の健康からはほど遠いものになってしまうのではないでしょうか。

人間の体には、クスリよりもダイナミックな「自然治癒力」という基本的な自己回復システムを有しています。脳という「発電所」を原点に、脊髄《せきずい》という「送電線」を通じ、全身へ神経エネルギーを送るという仕組みが確立されているわけですが、この基軸に立ち返って患者さんの健康を取り戻すのが、本書で紹介する**「重心七軸調整療法」**です。

重心七軸調整療法とは、私の40年にわたる治療経験則から体系化した施術方法で、重心のバランスを決めている**七つの軸（①足関節、②股関節、③骨盤、④手関節、⑤肩関節、⑥顎《がく》関節、⑦上部頸椎《けいつい》）を調整する**ことで背骨のバランスをよくし、脳から全身に流れる神経エネルギー（自然治癒力）を活性化させる治療法です。

驚くべき自然治癒力

重心七軸調整療法によって驚異的な自然治癒力を発揮した赤ちゃんの症例をご紹介しましょう。

患者さんは、出産時に産道で頭がつかえ、8時間に及ぶ超難産で誕生した生後3か月の女の子でした。自力で排便できず、ご両親は専門医の指示に従い浣腸で対応してきましたが、「人工肛門しか道はない」と通告を受けたそうです。我が子の将来を考えると夜も眠れず、わらにもすがる思いで私が開業する治療室へやってきたということでした。

私は施術の前、必ず患者さんにO‐リングテストという筋肉反射テストを実施します。

手の指で輪（O‐リング）をつくってもらい、患者さんの筋肉反応を見ることで、体の不調を見極めるテストです（詳細は158ページで後述）。難しい言い方をすれば、体の運営を管理している「先天的知能」（28、70ページで後述）への問い合わせです。

O‐リングテストは赤ちゃんに実施できないため、お母様を通して間接的に行ないました。その結果、赤ちゃんの体に悪影響を及ぼしているのは、大腸の「下行結腸」「S状結腸」「直腸」「肛門」と判明。これらの部位を動かす神経系の「配線」には問題ないのですが「配線」に流れる神経エネルギーが超難産のショックで著しく低下しており、各部位が正常に活動できないことが最大の原因となっていることが分かりました。

また、出産時の吸引分娩による影響で、赤ちゃんの左頭頂骨がイビツに隆起。脳の機能には問題ないものの、盛り上がった頭頂骨付近にエネルギーの低下が起きていることが判明しました。そこに十分なエネルギーを流してあげなければなりません。

大腸の神経エネルギーを回復させるためのスイッチとなる部位は第一頸椎《けいつい》です。左頭頂骨の異常な隆起に対する治療点は、左手首の一点（太陵穴《たいりょうけつ》）と左足外くるぶしの一点（丘墟穴《きゅうきょけつ》）を調整します。私は、治療点に意識を集中し、微細な（豆腐が崩れない程度の）圧で瞬間的に調整を施しました。診断、治療に要した時間は15分間程度です。

すると、**施術から数時間後、赤ちゃんのお腹がグルグルと音を立てて動き出し、大量の黒色便（宿便）を排泄しました。一度きりの施術で完治**してしまったのです。

1か月後に再診したところ、排泄に全く異常はありません。左頭頂骨の異常な盛り上がりもなくなり、左右対称の頭になりました。浣腸していた頃には母乳の飲み方も弱く、発育も遅かったと言いますが、その後、体重は順調に増えていきました。

この症例は、私も含め、患者さんの関係者一同が自然治癒力のすさまじさに驚かされた好例と言えるでしょう。

私の治療室は痛みを主訴として来られる患者さんが多く、中でも一般的な医療機関へ通院したものの解決されなかったという方ばかり。患者さんの頭から足先までの健康状況を把握できるよう、予診表にさまざまなチェック項目を設け、可能な限り全身を診ることにしています。無痛に近い軽い圧で調整するため、安心して治療を受けていただいています。

人間の体は骨格と筋肉によって支えられており、**重心軸のくるい（歪み）を正すと、背骨のバランスがよくなり、脳から送られる神経（生命）エネルギーが全身に行き渡ります。**

その結果、さまざまな難治性の症状が好転していく事例がよく見られます。

本書には、**施術を受けて健康を取り戻した多くの症例**を書いています。中には頚椎椎間《けいついついかん》板《ばん》ヘルニアの痛みで睡眠もままならず、半年間で都内の大きな病院を3か所も回ったものの一向によくならなかった患者さんが、**たった一度の「重心七軸調整療法」の施術を受けたことで「ぐっすりと眠れるようになった」という事例**もあります。

まさに、体に内在する自然治癒力の働きには、いつも驚くべき結果を見せつけられるばかり。施術を行なっている私のほうが驚いてしまうような快復事例が多数あります。

「体の歪み＝重心軸のくるい」は、痛みだけではなく、内臓の不調などを含め、意外と多くの不快症状を生むものです。本書には、体の歪みが生じる原因をはじめ、健康を支える「腸と免疫力の話」「自律神経の自己調整法」「姿勢と呼吸の重要性」、運動器症候群（ロコモティブシンドローム）になりにくい体をつくるための「簡単筋トレ」など、健康的な生活を送るためのさまざまな情報を盛り込んでいます。

本書を参考に、少しでも長く健康寿命を保ち、生き甲斐のある人生を送るためのヒントにしていただければ幸いです。

長生堂整体鍼灸院 院長　齊藤治道

第2章　自然治癒力があなたの味方

3章　重心七軸調整療法の神髄

第6章　健康寿命を延ばそう

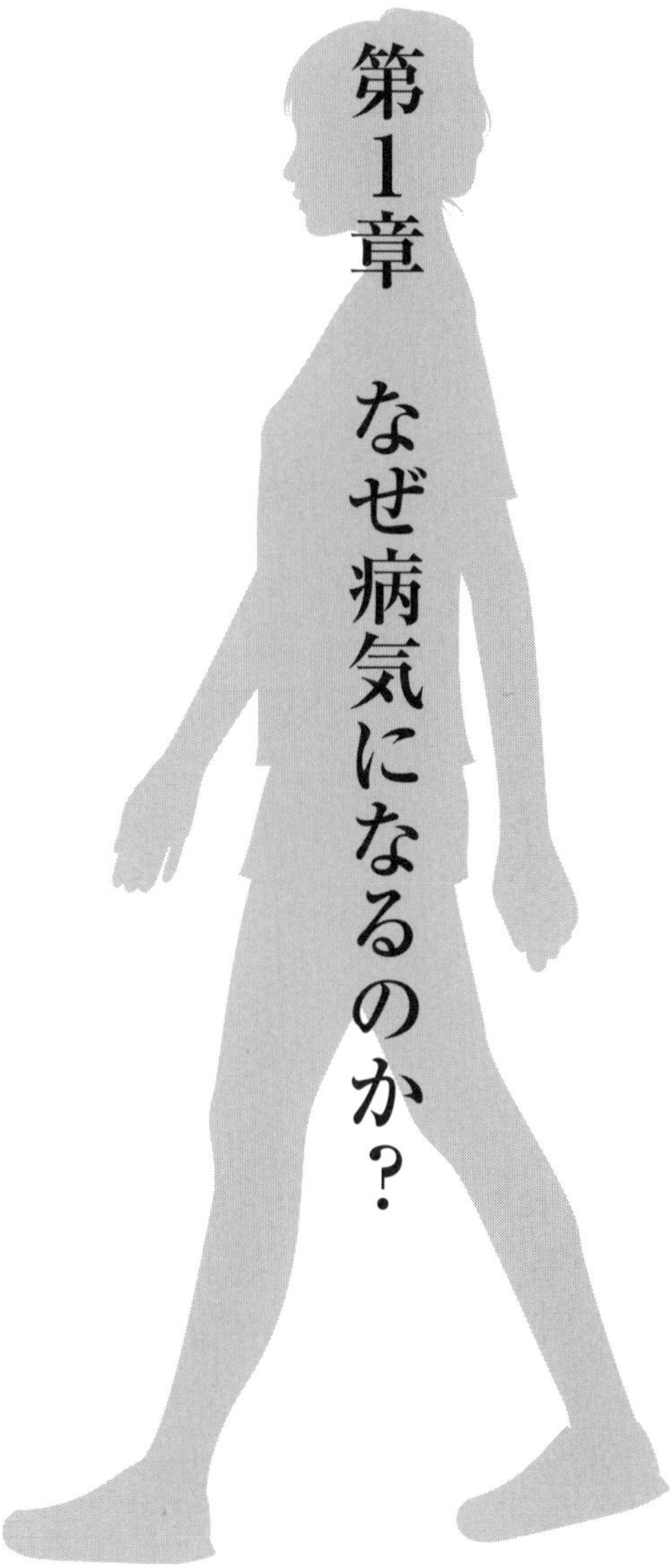

第1章　なぜ病気になるのか？

あなたの体は歪んでいる

あなたは、「自分の体、歪んでないかな…」と考えたことはありますか？　「ない」と答えた方は、ためしに姿見鏡で確認してみるべきです。

気をつけの姿勢で、首や肩が左右のどちらかに傾いていたり、片方の足に大きく体重が乗っていたりと、ひと目で「バランスが悪い」と自認できる場合をのぞいて、たいていの人は「自分の体は歪んでない」と安心することでしょう。

しかし、ここでホッとしてはいけません。

実は、世の中を見渡すと、**ほとんどの人が体のどこかに歪みを持っている**というのが現実で、歪みのない人を見つけるほうが難しいくらいです。体の歪みは、まるでドミノのように、体のあちこちに悪影響を及ぼすので、そのままにしておくのは禁物です。

と言いましても、あまり深刻に受け止める必要はありません。歪みの多少に関わらず、**重心七軸（①足関節、②股関節、③骨盤、④手関節、⑤肩関節、⑥顎《がく》関節、⑦上部頸椎《けいつい》）のくるいを調整すれば、背骨をはじめ体のバランスはよくなります**。ひいては歪みもなくなり、それに比例して、体に悪影響を及ぼしていた症状も自然に回復していくのです。

姿見鏡で確認する際に注視すべきは、左右の肩の位置や体の中心軸（背骨のライン）です。地球の重力は垂直に働いているので、私たち人間が2本足でまっすぐに立つと、体の中心軸は地球の重力線と一致します。つまり、前後から体を見た場合、「体の中心軸＝背骨の中心」となることを覚えておきましょう。

側面（横）から見た場合の中心は、耳の穴と肩関節の中央、股関節、足首の少々前（楔状骨《けつじょうこつ》）となります。

下の写真のように体の中心軸が重力線に一致していれば、歪みの少ない（バランスのよい）体と言えるでしょう。

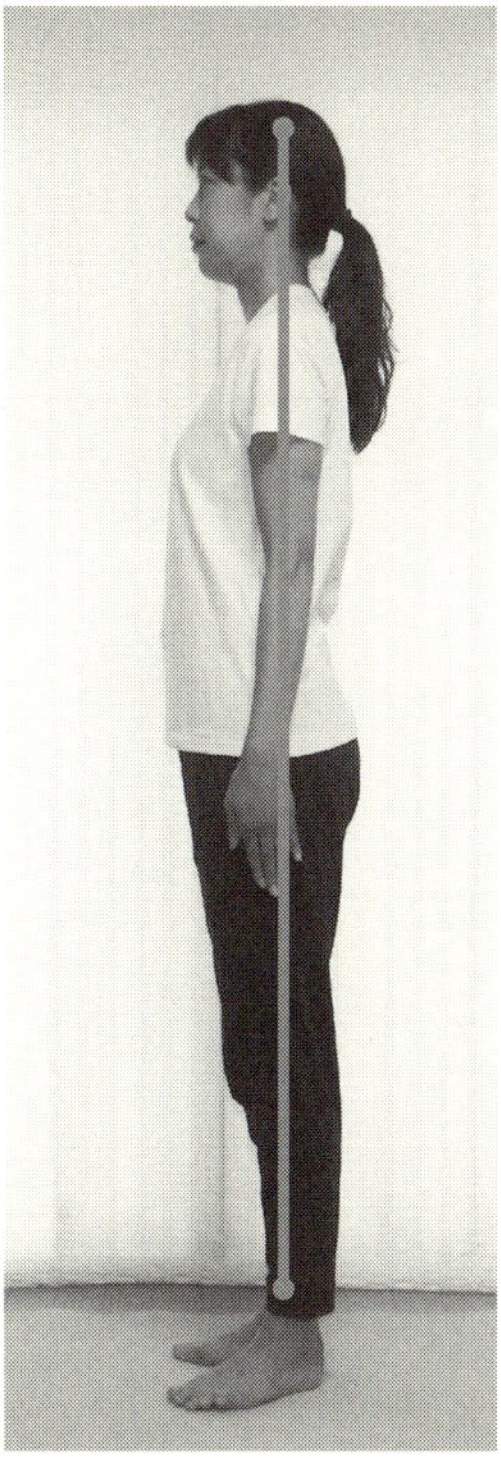

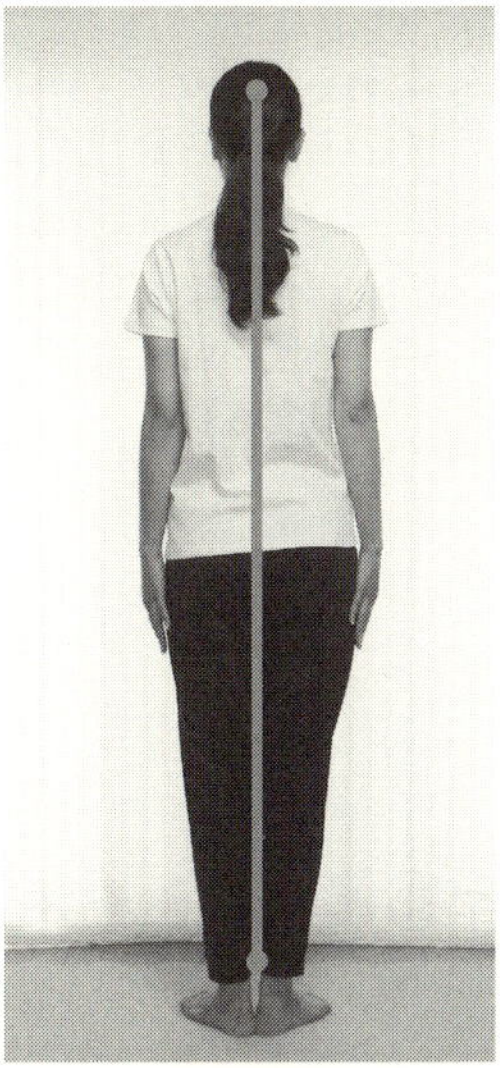

気をつけの姿勢でまっすぐに立ち、体の中心軸が歪んでいないか確認しましょう。両かかとはつけ、つま先は約60度開きます

左下の写真を見てください。これは、私が以前「モアレトポグラフィー」という体の歪みを測定する器材を用いて、背中の筋肉のバランスや重心のかかり具合が、施術前と施術後でどのように変化するのか研究したものです。

体の歪みは、骨折、捻挫《ねんざ》、強い打撲、外傷などのケガによって起こりうるのはもちろんですが、日常生活であまり注意していないことを起因とする場合も多々あります。

例えば、追突事故のような不意打ちを食うこと、足に合わない靴を履くこと、悪い姿勢をとること、合わない枕で寝ること、あごや噛み合わせが悪いことなど、何気ないさまざまな行為が体の重心の軸をくるわせ、体の上下にその歪みが連鎖するという仕組みになっているわけです。

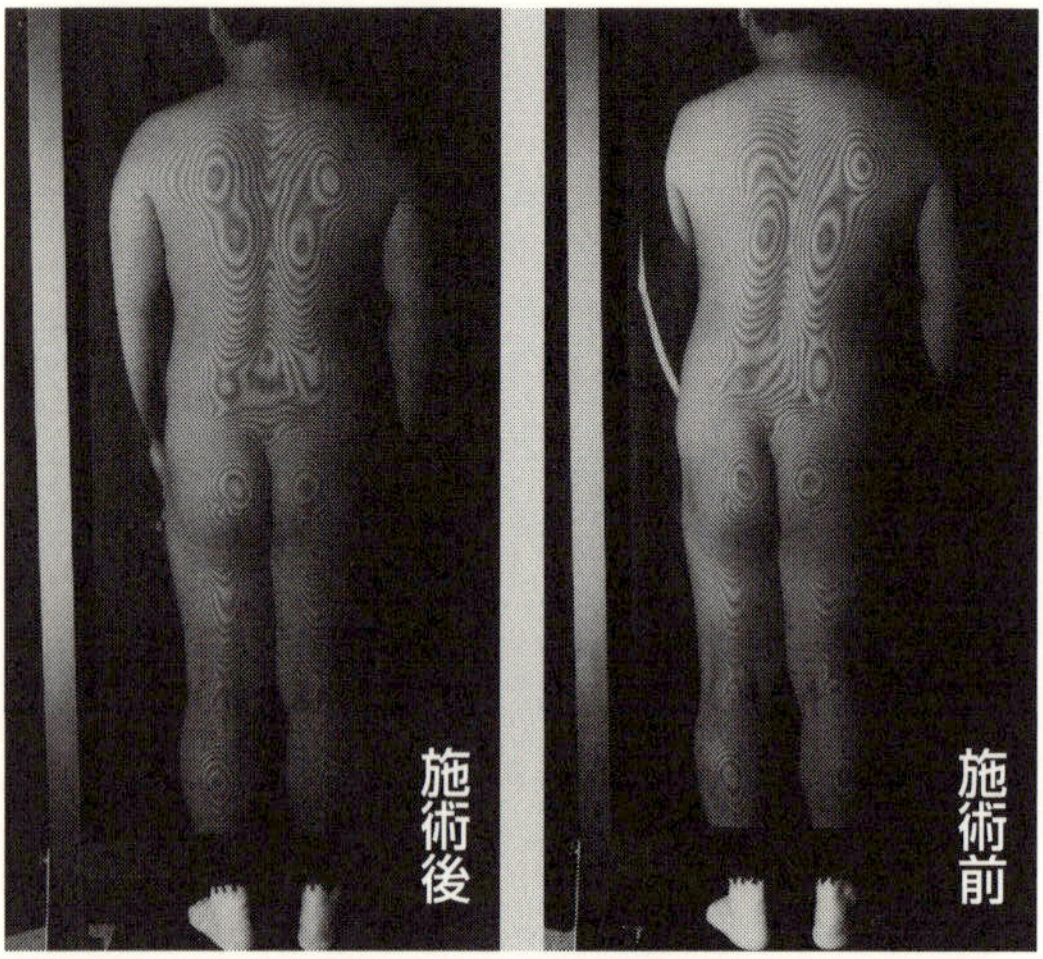

「モアレトポグラフィー」で撮影した写真。体の中心軸が歪んでいると、まだら模様は左右対象になりません

自分で体のくるいを見つけよう

重心軸にくるいがある人は、体に認められる症状の有無に関係なく、体の前後左右に差が生じており、**重心七軸（①足首、②股関節、③骨盤、④手首、⑤肩関節、⑥顎《がく》関節、⑦上部頸椎《けいつい》）のいずれかに歪み**があります。次の方法で、確認してみましょう。

■自分の体を鏡に映して見る（正面、側面）

【左右のバランス】（正面）

下の写真のように、大きな姿見鏡に、重り（ぶら下げることができる物なら何でもよい）を垂らした白色のヒモを鏡の中央にセットします。

もう1本のヒモ（白色のテープでもよい）を両肩の高さに、垂直のヒモと交わるよう十字にセットします。

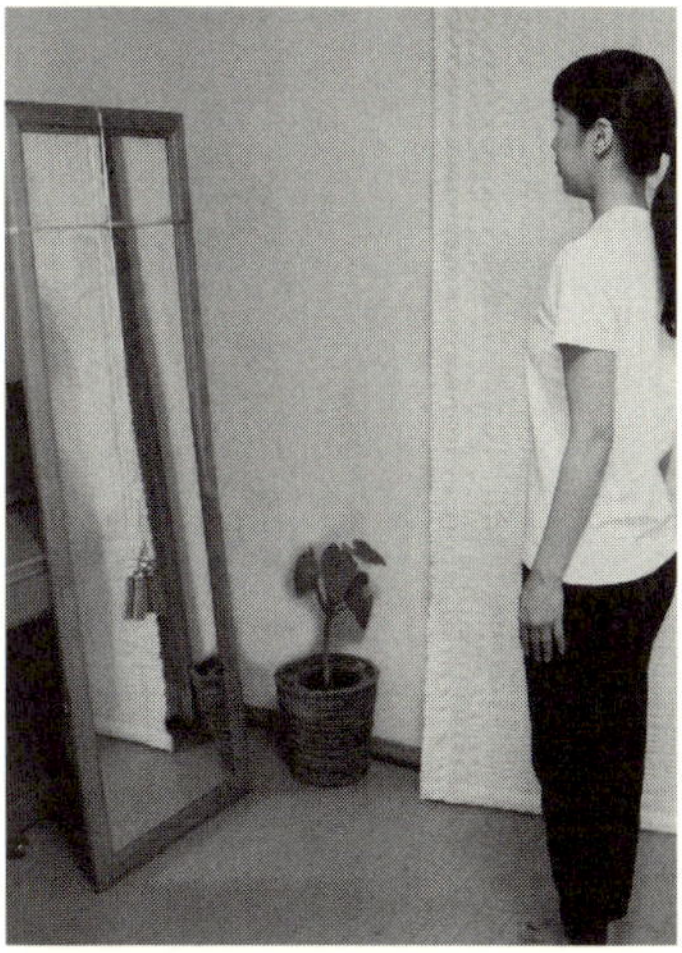

姿見鏡で体の軸が歪んでいないか、両肩が水平かなどをチェック。撮影時、ヒモの重りにはハンドグリップを使用しました

①下の写真のように、鏡の前に両かかとをそろえ、つま先を約60度開いた状態でまっすぐ立ち、上から下までヒモと体の正中線（頭頂の中心部、鼻、のど仏、へその位置、膝の間、足の内くるぶしの間）を目見当で合わせて見る。次に左右の耳の高さ、頭の傾き、左右の肩の高さ、骨盤の傾き、O脚、X脚などを見る。

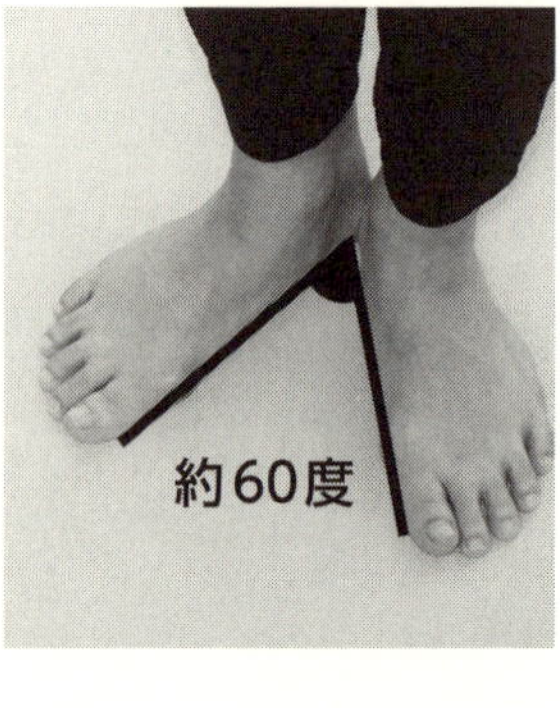

【前後のバランス】（側面）

②姿見鏡に側面部を向けて立ち、耳の穴、肩の中央、股関節の中央、足首前方の甲（楔《けっ》状骨《じょうこつ》付近をヒモの線上に合わせ、首（頭）の前傾、肩の巻き込み、背中の丸さ、腰と骨盤の前傾、後傾、膝の位置などを見る。

この時ヒモ（垂直線）と自分の体の正面、側面の中心が合っていれば重心バランスはよいと思われます。

■体を動かして身体各所の動き具合を感じてみる

①首の動きを見る。
②あおむけになり人に見てもらう。
③あおむけの状態で両膝を立て、左右に開く。
④あおむけの状態で両膝を曲げ、体幹に近づける。
⑤あおむけの状態で両膝を曲げる。
⑥あおむけの状態で両手を正中線上にバンザイする。
※次の見開きページに写真つき解説を掲載しています。ご参照ください。

以上の項目をチェックし、痛みや左右差を感じる場合は重心軸にくるいが生じている、すなわち体が歪んでいる可能性が高いと思われます。

足首、股関節、骨盤、手関節、肩関節の重心軸のくるいは背骨を上行性に連鎖します。顎《がく》関節、上部頸椎《けいつい》の重心軸のくるいは背骨を下行性に連鎖して、背骨のバランスを崩していきます。この連鎖は、ドミノ倒しとよく似ています。

①首の動きを見る

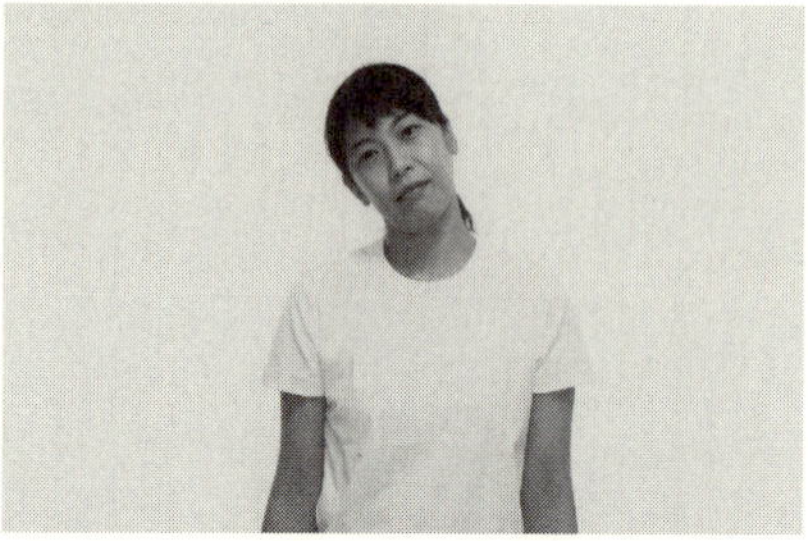

⑴右に傾ける
⑵左に傾ける
⑶右を向く
⑷左を向く
⑸上を向く
⑹下を向く
この時、向きにくさや痛みはないか？

②あおむけになり人に見てもらう

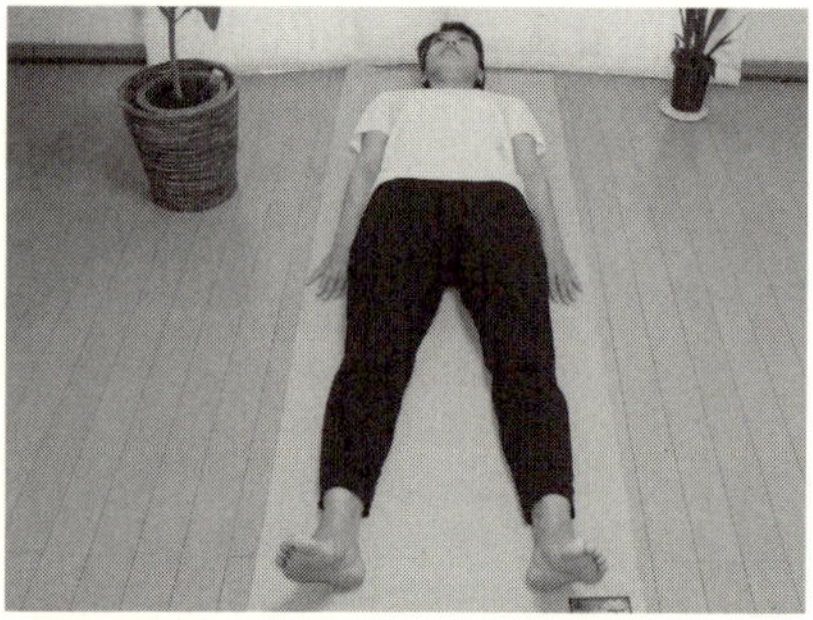

⑴頭から足まで正中線がそろっているか？
⑵左右の足の長さに違いがあるか？
⑶左右の足の傾きに違いがあるか？

③両膝を立て、左右に開く

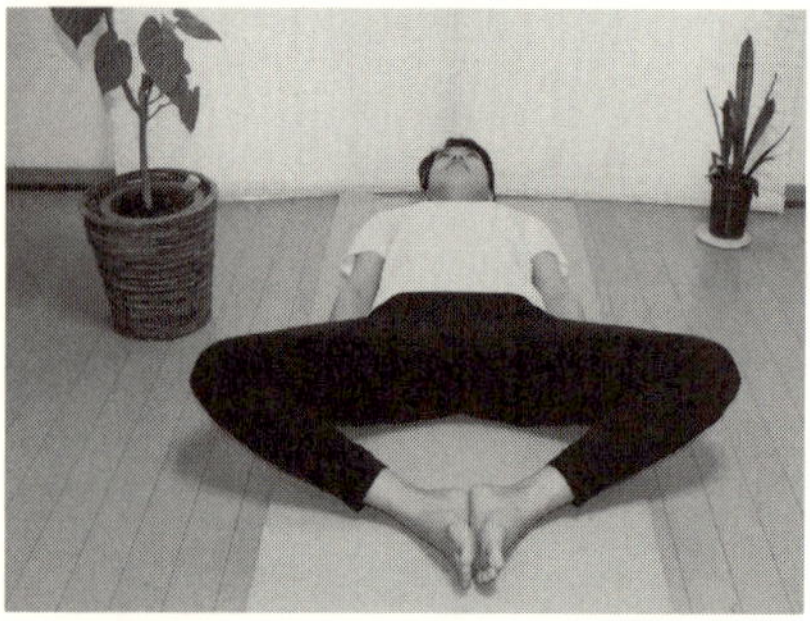

⑴開きに差があるか？
⑵左右のどちらかに倒すと腰や股関節付近に痛みや緊張感を感じるか？

④両膝を曲げ、体幹に近づける

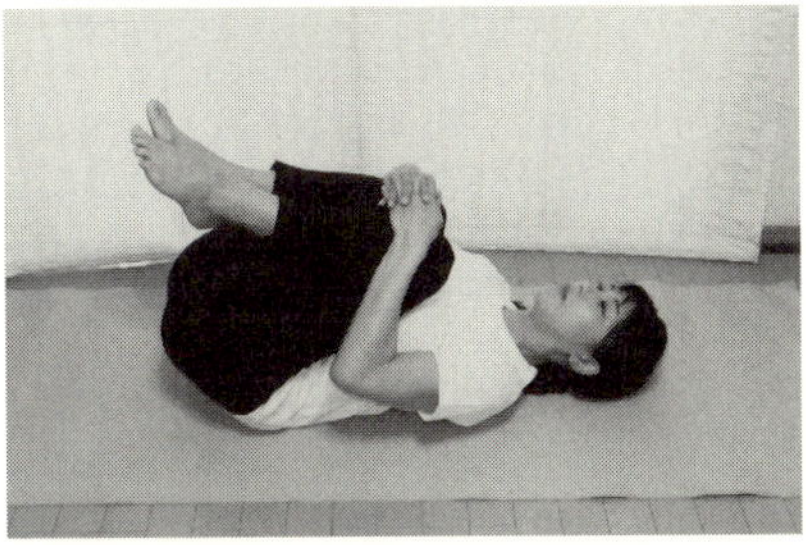

腰や股関節付近に痛みが出るか？

⑤両膝を曲げる

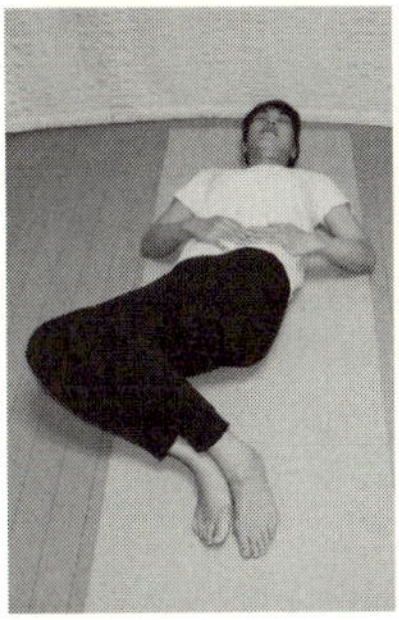

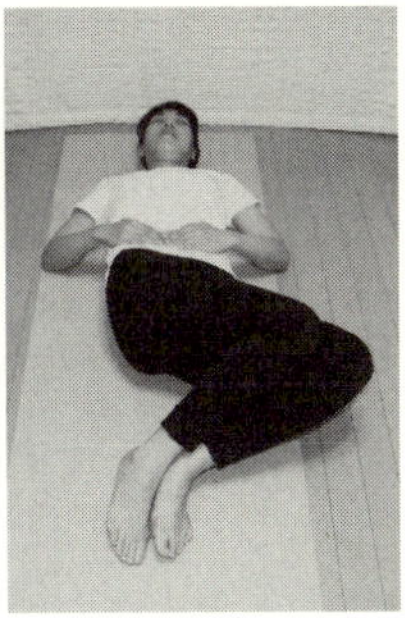

両肩を床につけたまま左右にゆっくり回旋させてみる。この時、腰や股関節にやりにくさ、痛みはあるか？

⑥両手を正中線上にバンザイする

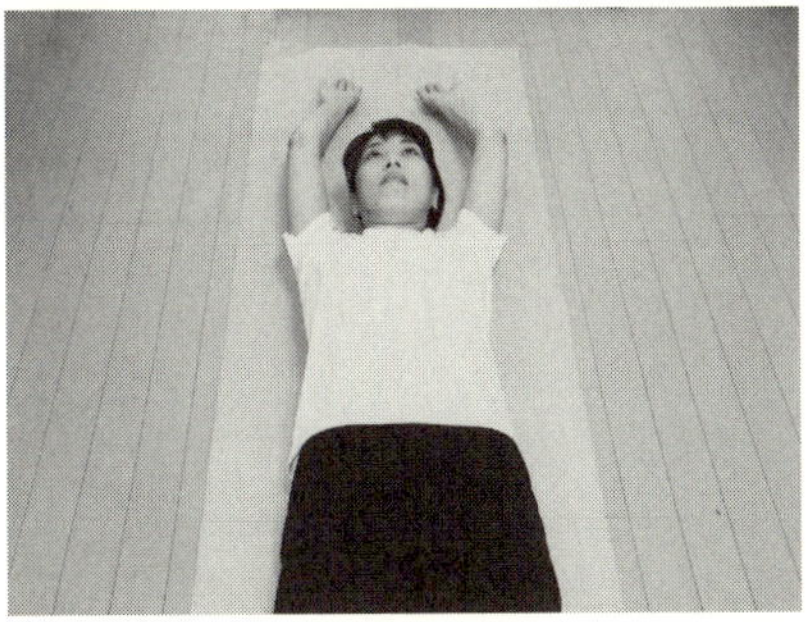

手の長さに差が出るか？

病気の初期段階を見逃すな

病気は、ある日突然発生するものではありません。必ず兆候があるものです。

①初期段階

体の異常を知らせてくれる初期の信号として、**「寝ても疲れが残る」「疲れやすい」「だるさがある」「肩がこる」「腰が重い」「頭が重い」「食欲がない」**といったように、それまで気にもかけなかったような**体の違和感をなんとなく感じる**ようになります。

実はこのタイミングで体はすでに歪み始めており、「病気の初期段階」に差しかかっていると言えましょう。しかし、「年のせい?」とあまり気にしない人たちがほとんど。日常生活に支障を来たさない程度の違和感なので、市販の貼り薬を貼ったり、ビタミン剤やエナジードリンクを飲んだり、マッサージをしたりと一時的な対処でごまかしがちです。

②慢性的疲労蓄積期

①が悪化すると、気になるところがより強くなって慢性的に感じたり、こり感や重だるさの感じから痛みに変わってきたり、はっきりと**具体的な異常感覚となって現れ始めます。**この段階に入ると貼り薬やドリンク剤の効果もあまり感じなくなってきます。そこでいよ

いよ「何とかしなくては」と考え始めます。

③病名診断期

②の状態がもう少し進むと、人によっては現代医学で病名として診断されるような**病気に発展してくる**わけですが、実のところ②と③の境目の判断は難しく、②の段階で病名がつく場合もあります。

①は初期段階と言っても、**若い頃から積み重ねてきた悪い生活習慣をはじめ、健康を無視した生活や無理の積み重ねが40歳を迎える頃から徐々に出てくる**ものです。

このように現代医学で病名がつく段階に到達するまでは、さまざまな兆候が見え隠れしているもの。できるなら初期段階のうちに気づいて対処することが一番よいのですが、なかなかそう上手《うま》くはいきません。

前述「あなたの体は歪んでいる」の項（18ページ）を参考にしていただけば、自分の体がいかに歪んでいるのかが分かります。自覚症状がなくても、自分の姿勢観察や、左右の動きの中で違いを感じたなら、どの辺が縮んでいるのか、見当がつくでしょう。異常なところを感じたなら、ひどくならないうちに専門家の先生に相談しましょう。

間違った知識が健康を損なう

■「教育された脳」と「先天的知能」

人間は大人になるまでに、人として一定の常識や基準のようなものを教え込まれ、それを基礎として社会に飛び込みます。さらにさまざまな経験や学びの中から、その人なりの価値観を見出し、自分の世界をつくり出していきます。

個々に学び、体験を通したうえでの価値観や世界観は個人差があり、真実もあれば偏見的なものもあって不確実なもの。それこそ十人十色、千差万別と言えるでしょう。

人間はオギャーと生まれてからの教育や体験によって、脳の顕在意識の領域に後天的にインプットされたものを羅針盤として思考し、目的に向かって航海します。そして羅針盤にはそれぞれインテリジェンスの違いや性格のクセ（違い）があり、時々この性格のクセ（感情）がくるいを起こして、行き先を間違えたり座礁したりすることがあります。これを人生では「失敗」と言います。そのうえ、目先の都合や損得勘定で方向を変えたり、法律に引っかからなければ自分の良心に反することでも平気でしてしまいます。

私たちは、この**教育された不安定で不確実な羅針盤に主体性を置き、これを頼りに生き**

ています。このような生き方には安定感がなく常に自分に自信が持てません。

体を壊して病気になってもその「原因」にさえ気がつかず、「結果」として出てきた症状ばかり気にして、すぐにそれを抑えるクスリに手を出したがります。そのような教育を常にインプットされているから、致し方ないでしょう。

とかく**人間という生き物は、短絡的で、目先の都合で行動するクセが染みついています。**そんなことも関係してか、体の健康を維持管理している「生命の知能の実態」に目を向けることなど、ほとんどありません。医学関係者ですら、生命機能において最も重要な「自然治癒力」という言葉は知っているものの、どこか「絵に書いた餅《もち》」のようなイメージしか持っていない人ばかりです。

一方、**重心七軸調整療法では「先天的知能」や「自然治癒力」を最重視**しています。施術によって脳から全身に流れるエネルギーが十全になると、その回復力には目を見張るものがあります。驚くことに、早い人はその場で回復します。

目を丸くして「まるでマジックですね」と表現される患者さんもいます。実際にそのような体験をした方々は、自然治癒力のすごさに驚き、納得し、感動し、その後、口コミでお知り合いの方を治療室に連れてきますので、私は広告をしたことなどありません。

自然治癒力が発揮されているかを読み取る能力は、トレーニングで会得できます。気の流れや、内臓のエネルギーの流れに滞りがないか？　体が健全であるか？　体の重心や筋肉、骨格の構築的バランスはよいか？　背骨のどの部位に異常があるか？　など、私はO-リングテストで体の状態がおおよそ分かります。

しかし現代医学は、すべて時間のかかる検査でしか患者さんの体を読み取れません。大切な検査ですが、時間がかかります。そして肝心な治療と言えば、クスリ、注射、外科的手術以外に行ないません。理由は、本当の自然治癒力を理解していないから。そして、健康に生きるための患者教育をはじめ養生などに関して重点を置いていないからです。

人間の体は統合的で全機一能的にできています。その自然治癒力を高めるための方法を中心に医学体系を考えれば、無用なクスリや検査などが減り、ひいては健康保険の無駄使いがどれほど軽減するかは明白でしょう。

■生命の力の本源「先天的知能」とは何か？

私たちの体の中には、**生まれながらに「真実の自分」が存在**します。しかし、それはあまりモノを言いません。「教育された脳」の世界に支配されすぎているため「真実の自分」

は見えなくなり、首座を「教育された借り物のリーダー」に振り回されているからです。

私たちの顕在意識は自由奔放的ですが、その中に「理性や良心」という正しく物事を判断する羅針盤も備えています。顕在意識の中には、間違いを常に監視している正しい目（心）を持つ自分もいるわけですが、この意識は複雑にできており、欲望にとても弱いところがあります。すると正しい目を持つ監視者が隅っこのほうに押しやられ、この欲にすぐ振り回されます。そして無茶苦茶な生活をしながら内なる自然（健康）を壊します。

話を少し変えましょう。例えば、船で大海原を渡り目的地に達するには、天候や羅針盤を正しく読み取ることのできる航海士が必要です。あるいは、オーケストラが一糸乱れず素晴らしい交響曲を奏でるためには、指揮者が必要です。これらと同じように、**私たちに内在する先天的知能はなくてはならないもの**です。私たちの体の中をひと時も休むことなく、**今日まで健康を守ってくれているこの知能は、まさに生命力の本源**なのです。

■顕在能力は「氷山の一角」

私たちの能力には、潜在能力（大我意識）と顕在能力（小我意識）があります。「生命の力の本源」という存在を、もう少し視点を変えて説明してみましょう。

人間の脳力（能力）を南極の氷山に例えると、海の上に見える氷山の一角は顕在していて、誰もが間違いなく認識できます。しかしその下には、潜在している大きな氷の塊があります。それが氷山の実態です。私たちの思考は見えている部分だけがすべてと錯覚、認識してしまうところに、根本的な間違いや勘違い、あるいは浅はかさがあるのです。

私たちは**顕在意識に認識し、記憶されたものだけを信じ、それ以外は認めようとしない傾向**があります。そこでよくよく考えて見てください。生命の働きやその力の本源は、脳にある無意識（潜在意識）の働きである自律神経機能とホルモン調整を中心とした、全機一能性により成り立っているのです。

人間の顕在意識は小さなもので、今述べた氷山の一角にすぎません。健康になるための方法は、科学的な研究によっても解明されつつありますが、目先の損得勘定で生命の内なる自然や、地球の自然環境を壊しては元も子もありません。

実は**顕在脳力（能力）は、この大きな潜在脳力（能力）におんぶ**している、わけの分からない子どものような存在でもあります。そのことを理解したうえで、未成熟で目先ばかりを追い回すような意識の歯車から、自律神経的な自然の律動を規範とした歯車に、回転を合わせるような生活を送るべきなのです。つまり、人間は自律神経の歯車をくるわせない「中庸」の生き方をする必要があるということ。そのためには**「欲張らず、足ることを知る」生き方に回帰していくことが大切**です。

体を治すための「治癒力や回復力」は、私たちの顕在意識が活発に働いている覚醒時よりも、睡眠中の潜在意識が主体的に働いている時の方がしっかりと発揮されます。なぜなら睡眠中は余計な顕在意識の邪魔が入らないからです。

■先天的知能と自律神経の働き

自律神経は「内臓王国の主宰者」と呼ばれています。別名「宇宙神経」とも呼ばれ、太陽の動きや自然界のリズムに対応して動いています。脳の中心部である間脳の視床下部に中枢があり、交感神経と副交感神経から構成されています。

生まれてこの方、ひと時も休まず働いている神経で、１日24時間の流れに沿って、昼間は交感神経が、夜は体を休めて回復させる副交感神経が主体的に働いています。

東洋医学は２０００年以上も前に確立された医学ですが、それによると、**人間の持つ感情は７つあり「七情」（喜、怒、憂、思、悲、驚、恐）と呼ばれています**。そして感情のあり方が中庸を保っていれば体の生理機能は損なわれにくく、感情の起伏が激しければ病気になりやすいと教えています。

人間は感情に振り回されやすくできています。現代社会では、その影響で自律神経をくるわせて体調を壊す人が実に多くいます。我が国は1億総ストレス社会で、気持ちの弱い人ほどその傾向があります。

次のような事例もあります。

ある女性が、会社のしがらみに耐えきれず退職し、アメリカで自由な生活をしていたら、慢性的に治らなかった皮膚病が2か月弱で治ってしまいました。おそらくストレス性の蕁《じん》麻疹《ましん》だったと推測されます。

あるいは、1週間以上も便秘で悩んでいた女性が、それまで勤めていた会社を辞めてストレスから解放されたら、クスリも飲まずにスッキリ排便するようになりました。なんと顕在意識の歪んだ抑圧は自律神経の働きにブレーキをかけ、免疫力をはじめ内臓疾患などあらゆる病気に関連してきますから、ストレスには要注意です。

私たちの生命の本源である先天的知能は、潜在意識の領域そのものです。

人間誰しもが持っている顕在意識の中には「良心＝理性心」という働きがありますが、先天的知能はその「良心」に最も色彩が近く、先天的知能の直接支配下に自律神経があります。そして**顕在意識の領域からは「良心＝理性心」という正しい心が顕在意識の監督を任されているような仕組みになっている**のです。

人の心は複雑です。穏やかな時には理性心が働いて安定しているのですが、その周りを感情（七情）という精神機能が外界からの刺激を受けて内部変化を起こします。

例えば、喜んでみたり、悲しんでみたり、不安感に襲われたり、怒ってみたり、感情の波を激しく揺らしてしまうこともあります。感情の波風が立てば立つほど心の「船」の揺れがひどく、「船頭」さんは舵取りに苦労します。場合によって感情の荒波で心の「船」が転覆してしまうのと似ています。

「良心や理性心」は顕在意識の世界にいるため、時々小さい声で「よい」「悪い」とモノを言いますが、先天的知能や自律神経は潜在意識の世界に本拠地を置いているため何も言いません。しかし、自律神経が乱れている時は、内部の自然も壊れかけているため、病気という形でそれを知らせ、よい時は健康を与えてくれます。

人間という生き物は理性、良心、感情、善、悪と、何かとにぎやかにできています。それらを十把《じっぱ》一絡《ひとから》げで「人間」と呼んでいるわけですが、実は**先天的知能とは生命の主宰者のことで、すべてを包みこむ本体、つまり「魂」というエネルギーそのもの**なのです。

現代医学の落とし穴（盲点）

■人間は痛みに対して臆病

痛みは、とても不快で憂鬱《ゆううつ》なものです。痛みを感じることで交感神経が緊張し、血圧や心拍数が上昇します。痛みが強いと、睡眠に支障を来たし、食欲が低下します。そのうえ行動意欲もなくなり、不安感に襲われてしまいます。**痛みは、人間のＱＯＬ（生活の質）を確実に下げ、時には生きる気力さえも奪ってしまいます。**

多くの人は、痛みを感じると病院で検査を受け、特別な異常（手術適用）が見つからない限り、痛み止めのクスリを処方されます。それでも治らない場合は、神経ブロックなどの処置を受けたり、さらに強いクスリを処方されたりというパターンが一般的でしょう。

私の治療室には、体に痛みを抱えた相談者が多くいらっしゃいます。現代医学では全く解決せず、わらにもすがる思いで来院される方がほとんどです。

痛みの実態というものは科学的にまだ解明されておらず、「痛みの質量を計る機器」もありません。感受性にも差があり、痛みに対して極端に弱い人もいます。

知覚神経の異常興奮状態の結果が「痛み」という形で現れているのですが、鎮痛剤は結果的に起きた現象に、一時的にふたをして抑えているにすぎません。

痛みで悩んでいる人のほとんどは、末梢神経系の異常がこれを占めています。ですからＭＲＩやＣＴ、あるいはレントゲン検査をしても、はっきりとした画像上の異常を見つけられないことが多いようです。画像に問題がなければ「異常なし」。痛み止めのクスリしか手立てはないと考えるのが現代医学なのです。

一方、私は患者さんに決まって「我慢できるなら、痛み止めのクスリはやめましょう」と申し上げます。

前述のように、痛み止めのクスリは、一時的に神経の異常な興奮状態を抑え込む（麻痺《まひ》させる）だけ。オマケに、胃をはじめ内臓に負担をかけるし、解熱作用もあるため低体温になるリスクも持ち合わせています。**鎮痛剤は痛みの根本を治すものではありません。**

■25年続いた帯状疱疹《ほうしん》の後遺症が完治

仙台市の症例で、次のような患者さんがいました。

50代半ばで重症の帯状疱疹《ほうしん》になり、80歳で私の治療室に来院されるまで、25年間もその後遺症の痛み（肋間《ろっかん》神経痛）に苦しめられていたご婦人です。

肋間《ろっかん》神経痛も範囲が広く、背中から両側の脇腹までが締めつけられるように痛むとのこと。天候や気圧にも影響を受けやすく、季節の変わり目や寒い時は痛み止めのクスリを服用しても効かないので、もっぱら座薬に頼っていました。

ご婦人が痛がると、家族は、初めは優しく声をかけてくれるものの、だんだんそばからいなくなるそうです。見ている側も致し方がなく、つらかったのでしょう。そんな時、ご婦人は涙を流して泣くことで、少しばかり痛みを収めたと言います。初めて来院された際、待合室でうずくまっていた姿がとても印象的です。

ちなみに東北地方では帯状疱疹《ほうしん》を「つづらご」と呼び、かつて「体をひと回りすると死ぬ」と言い伝えられていました。私は「体を一周した」という患者さんを診るのは、このご婦人が初めてでしたが、死ぬほど痛みがつらいということなのでしょう

さて、治療のため、ご婦人に痛い部分を見せていただいたところ、25年も前の傷跡と言うべきか、胸椎《きょうつい》4、5、6、7番の両側にまたがる肋間《ろっかん》に、マダラ模様に帯状疱疹《ほうしん》の跡らしきものが残っていました。皮膚がマダラ模様になるくらい重症だったのでしょう。

私は経験上、帯状疱疹《ほうしん》の後遺症(神経痛)で悩む方の治療の「決め技」を見つけています。。重心七軸の基本的調整はもとより、神経痛を起こしている部位の神経エネルギーの低下を

治し、さらに阿是穴《あぜけつ》（経穴＝東洋医学のツボ）を見つけてお灸をするのです。

このお灸が決め手です。お灸は米粒の半分くらいの大きさで、よく焼き切ることが肝心です。壮数（行なうお灸の数）は重症な人の場合、10壮以上行なうとよいでしょう。

ご婦人の場合、**1回目の治療で痛みが半減し、以降、月2回のペースで治療を続け7か月ほどで全治。**痛み止めや座薬は2か月半で不要になりました。クスリを飲み続けても全く治らなかった神経痛が、自らの自然治癒力を高める重心七軸調整療法の施術によって完治したという症例です。**重症の後遺症の神経痛であっても、治るものは治る**のです。

■帯状疱疹《ほうしん》とは？

［原因］ 水疱瘡《みずぼうそう》ウイルス（ヘルペスウイルス）が原因で多くの日本人が感染。子どもの頃に水疱瘡《みずぼうそう》を経験すると、ウイルスが神経の中に潜み、免疫力が低下すると発症します。

［症状］ 小さな水ぶくれを伴った赤い帯状の発疹が神経の流れに沿って首や胴体部分、脚などに現れます。特徴は独特で、ピリピリとした痛みが主ですが、時にはかゆみを伴った痛みが現れます。
痛みだけが何日も内向する場合があり、そんな時は内科的疾患と見間違うこともあるよ

うです。発疹が出て、初めて帯状疱疹《ほうしん》（ヘルペス）であることに気づくことが多いようです。
「体をひと回りすると死ぬ」という言い伝えは、ヨーロッパにもあるようですが、迷信にすぎません。重症者の痛みがあまりにも強く「死を連想させるような痛み」であることから、このような迷信が広がったと思われます。

前述したご婦人のように、まれにひどい痛みが何十年と長期にわたって続くことがあります。これを「帯状疱疹《ほうしん》後神経痛」と言いますが、この痛みの治療は、現代医学的にとても難渋しており、前述のように、今のところ治療は、抗ウイルス薬や痛み止めのクスリ、神経ブロック療法しか打つ手がないと言われています。

重心七軸調整療法の「神経エネルギーの回復法やお灸」の力は驚くほど即効的で、施術を行なう私も、時折感動することさえあります。

■命を縮める危険性もある痛み止め

痛み止めのクスリの服用は、患者さんの痛みがひどくて致し方ない時に限り、急場をしのぐためには止むをえないと思います。しかし**長期間、問題を解決せず慢性的に痛み止めを飲み続けることは、患者さん自身の健康にとってよくありません。**

免疫学の世界的権威として知られた元新潟大学名誉教授の故安保徹先生は、著書『医療が病をつくる』（２００１年、岩波書店発行）で、「痛み止めの薬は自律神経の交感神経緊張状態を生み出し、肩こり、腰痛、便秘、食欲不振、高血圧、痔、歯槽膿漏、不眠などの症状をつくり出します」と述べ、「慢性的に服用していると（中略）動脈硬化症、狭心症、心筋梗塞、脳卒中、がん、多臓器不全、寿命の短縮など」につながると警鐘を鳴らしています。

また、アメリカで評判の医師用教科書『医師の心得帳』には、「可能ならすべてのクスリを中止せよ、可能ならできるだけ多くのクスリを中止せよ」「４種類以上のクスリを飲んでいる患者は医療知識の及ばぬ危険な領域にいる」と書かれています。

■クスリを盲信してはいけない

日本人は医師も患者さんも、クスリに頼りすぎているのではないでしょうか。

我が国では国民のすべてが医療保険に入っており、誰でも簡単に医療を受けられます。そのため、医療費の負担が少なくて済むからと、ちょっとでも気になるところがあると、すぐに病院へ行く人が多いのではないでしょうか。

しかも病院に行けば、もれなく、少なくとも数種類のクスリを処方されて帰ってきます。**テレビのコマーシャルを見れば、クスリを飲むとすぐに元気になるように錯覚させるものがひっきりなしに放映され、あたかもクスリが病気を治す救世主のようなイメージを刷り込んでいる**ことは明確です。

このような製薬会社の「洗脳教育」を毎日インプットされているわけで、「クスリは正義の味方」と信じきっている人が我が国には実に多くいます。

本書には、人間の持つ生命エネルギー、自然治癒力、そしてその中心にひと時も休まず生まれながらに生命をコントロールしている先天的知能（＝本物の自分）の存在について述べていますが、私たちはこのような生命の中心にある大切な存在を忘れてしまい、その働きに感謝もせず、教育的に刷り込まれた後天的頭脳（教育された知識＝自我意識）を中心に生活を送ってしまっています。**クスリというものの「リスク」をよく考えないと副作用で体を壊してしまいます。**

それればかりではありません。毎年クスリによる副作用（主作用と言うべきかもしれません）と言われる事故で多くの方々が命を落としています。そのような死亡事故はあまり報道されませんので、私たちの記憶からすぐ消えてしまいます。

■痛み止めの常用は低体温を招く

痛み止めのクスリは、町の薬局で気軽に購入できます。それゆえ、病院から処方されたクスリよりも作用が弱いイメージを持つ人がいますが、大きな間違いです。

例えば風邪をひいて病院に行くと、医師が患者さんの症状を聞いてオーダーメイドで、それぞれの症状ごとにクスリを処方します。熱、咳、鼻水があればそれに効くクスリを何種類も処方するわけです。

一方、街の薬局では、1錠のクスリの中に風邪の症状を抑える薬品のほとんどが入っている総合感冒薬を売っています。つまり**症状と関係ない、不要な薬品も含まれています。**

私が定期的に施術させていただいているYさんは、市販の風邪薬を飲んで尿が出なくなり、夜間救急車で病院に行きました。こわいことです。後にO－リングテストで調べると、その風邪薬は前立腺に悪いことが分かり、今後使わないように申し伝えました。

さて、本題の痛み止めのクスリですが、ロキソニンという鎮痛剤が広く処方されています。実はこの薬、数年前まで市販薬ではなく、病院の処方薬でした。調剤薬局では「劇薬の部類」として専用の棚に区分けされていたそうです。現在は改正されて街の薬局でも買えるようになりましたが、気をつけなければなりません。

「痛み止めのクスリ」と一口で言いますが、いろいろな種類があります。他の項でも述べていますが、**痛み止め（ロキソニン、ボルタレン、バファリン、カロナール、アセトアミノフェン、ポンタールなど）はほとんどが解熱鎮痛作用を持っているため、体温は確実に低下**します。

人間は、**体温が1度下がると免疫力が40％下がる**と言われていますので、安易に常用することは慎むべきです。

■痛みの多くが「加齢現象」で片づけられてしまう現実

先ほど痛みの原因について、医学的に解明されていないことが多いと述べました。体の痛みのほとんどは末梢神経に起因するもので、医学的フィルターに引っかからない「機能的痛み」をはじめ、レントゲンやMRIなどで分かる関節の「器質的異常」が原因となる痛みなど、末梢神経系の痛みでもさまざまです。

背骨をはじめ関節などの変形性の関節症は、骨のすり減り現象ゆえに画像上で容易に確認できるため、「加齢現象です」と一言で片づけられてしまうのです。

人間は50歳を過ぎるとほとんどの人に身長の低下が起こります。これはホルモン低下によって軟骨部の水分が少なくなり、やせ始めるためです。同時に、早い人は骨変形も起こり始めますが、骨変形があっても痛みが伴う人、伴わない人とまちまちです。

■「古傷が痛む」時の対処法

痛みを訴えて来院される患者さんの中には、不思議と何の理由も覚えもないのに「足首が痛い」「背中が痛い」、あるいは「昔骨折した場所が痛い」「以前手術した場所が痛い」「昔脱臼した場所が痛い」「以前尻もちをついたところが痛い」などと訴える方が多くいらっしゃいます。中には、痛みと腫《は》れがあるため心配でレントゲンを撮ってみたところ、「骨に異常なし」と医師から診断されるケースも多々あります。

このような痛みの原因は、数年〜数十年も前に経験した捻挫《ねんざ》の古傷だったり、打撲や骨折などの古傷に起因していることが多くあります。もちろん、そのケガが重症であったなら記憶にも残っているでしょうが、軽度なものなら忘れてしまうのが普通でしょう。

では、今まで何事もなく生活してきたのに、なぜ急に痛くなるのでしょうか？　不思議なところですが、それなりの理由があります。

まず第一に、人間は歳を重ねるほど体の耐久力（力）が低下するためです。

例えば、捻挫《ねんざ》について言いますと、靭帯をはじめ腱《けん》や筋肉の軽い損傷もあれば、靭帯断裂など重度の損傷もあります。靭帯や腱《けん》を損傷するとその傷は深く、若い頃に回復したと思っても、**歳を重ねると耐久力の低下から、気圧や天候の変化に影響されやすくなって、ある日突然痛みを感じるようになる**のです。

人によっては子宮筋腫《きんしゅ》などで、全摘後から腰痛、坐骨神経痛、下腹部の痛み、下痢や便秘などを発症するケースもあります。また乳がんで大胸筋摘出後、肩関節付近に可動範囲の異常や痛みなどの影響を与えるケースもあります。

時には**打撲やケガなどの古傷がもとで、神経痛を起こす**場合もあります。腹部の手術の場合、その部位が癒着し、後に神経痛の原因になることがあります。このように、体に受けたケガや外科的な傷は、40歳を超えた頃から体の変化（耐久力の低下）に伴って、徐々に痛みなどの異常となって現れてくるのです。

このような異常は、急な気温の変動や特に冷えを感じやすい人に多く起こります。というのも、体をめぐる熱量（東洋医学ではこれを「衛気」と言う。体表を守る「気」のことで、体温と異なるバリヤーのような「気」）が低下してくるためです。

特に古い外傷部は「衛気」が弱くなっているため冷えやすく、血流も悪くなるため痛みが発症しやすい状態。冷やすことは禁物です。その証拠に、古傷の痛む人は**使い捨てカイロで体を温めたり、保温性の高い温泉に入ったりすると、一時的にですが、とても楽になると言います**。私も、重症の五十肩を患った際、温泉に助けられました。（本来の五十肩はすぐに治らず、どんな治療を施しても最低半年〜1年くらいはかかるものです）

このように古傷の痛みが出てきても、打つ手はちゃんとあります。

古傷が痛む部位には確実にエネルギー低下が起こっているので、まずこれをリセット調整するのが肝心です。さらに**その部位にお灸をすることで痛みは解決していきます**。深い痛みでも、数回の施術でかなりよくなります。

■腰痛の医学的見地を覆した実験結果

一般的に、腰痛などの症状がなければレントゲンやＭＲＩなどの画像検査は行なわれません。通常、腰痛やヘルニアなどの痛みがあると、医学的検査が行なわれます。その結果椎間板《ついかんばん》や腰椎《ようつい》変形などの器質的異常部位と、痛みとの関連性が認められ、病名診断が下される。これが医学の流れです。

ところが、です。１９９０年にアメリカのワシントン大学で行なわれたある調査の結果が、医学の常識を覆しました。

実験は、腰痛の症状が全くない「腰痛未経験者」288人と、実際に腰痛に悩む患者それぞれのレントゲン、MRIを比較するというものです。

その結果、驚くべきことに、**①未経験者でも腰痛患者と同じ割合でヘルニアが見つかり、椎骨変形《ついこつへんけい》（骨棘《こつきょく》）も同じ割合で見つかった。②腰痛患者の画像上のヘルニアの大きさと自覚症状の強さは比例しないことが指摘された。③椎間板《ついかんばん》が大きく飛び出しているのに全く腰痛や神経痛の症状を感じない人がいた。④腰痛が治り「痛みを感じなくなった」という人を数年後に再撮影したところ、痛い時の画像診断と何ら変化がなく、ヘルニアは画像上存在していた。**

このような調査から言えることは、椎間板《ついかんばん》ヘルニアや変形性腰椎症《ようつい》と呼ばれてきたものが、皮肉にも腰痛の原因と断定されてきた事実を否定しつつ、かつ、覆す結果となっているのです。

実は、私の患者さんにも、施術して痛みが全く消えたのにもかかわらず、施術前と施術後の画像上に変化が見られない方々が何人もいます。一例を紹介しましょう。

■「手術」と診断された腰痛が治った中学生

患者さんは14歳の中学生。２年生の11月、バスケットボールの練習中に腰を痛め、仙台市内の大きな病院を３か所回りましたが、すべての病院で「手術」と言い渡されました。

５か月後の翌年４月、知り合いからの強いすすめで、私の治療室へ来院されました。治らなければ手術する覚悟だったそうです。当時、腰痛がひどくて徒歩はおろか授業中に座ることさえままならず、通学はご両親の車で送迎してもらっている状態。５月に予定されている東京、横浜方面への修学旅行もあきらめていました。

ところが**３回の施術で、修学旅行にも行けるほど、劇的によくなった**のです。

その後順調に回復し、腰痛の症状は全くなくなりました。発病から１年後の11月、最初に「手術」と言われた大学病院の医師に再び診てもらったところ、「ＭＲＩの画像上は１年前とほとんど変わらないが、今受けている治療法が合っているのでしょうから、続けてください」とのこと。その後８年たっていますが、全く再発していません。

■肉体には物質として限界がある

現代医学的には、腰痛症の原因の15％は特定されていますが、85％は全く不明です。患者が「痛い」という部分だけに焦点を当てがちで、言うなれば「木を見て森を見ず」という世界ゆえかもしれません。重力場（上）における運動系（筋肉、骨格）の構造的バランスという観点から身体（全体）を診ていないところに現代医学の弱点（盲点）があるのです。

もちろん現代医学にも優れた一面があります。それは外科的な処置方法です。

私も治療にいらっしゃる患者さんについて全力で対応していますが、どのような角度から施術のアプローチをしても、改善が難しいケースが時折あります。

そのような重症者の場合は、初回の診査の際、「2、3回施術をして、希望が持てるか否か判断しましょう」とお話をさせていただきます。

重心七軸調整療法が手技的治療法として優れていても人体は物質です。**構造物としての限界を超えて壊れてしまった場合、残念ながらやはり外科的処置以外に方法はない**のです。

第2章　自然治癒力があなたの味方

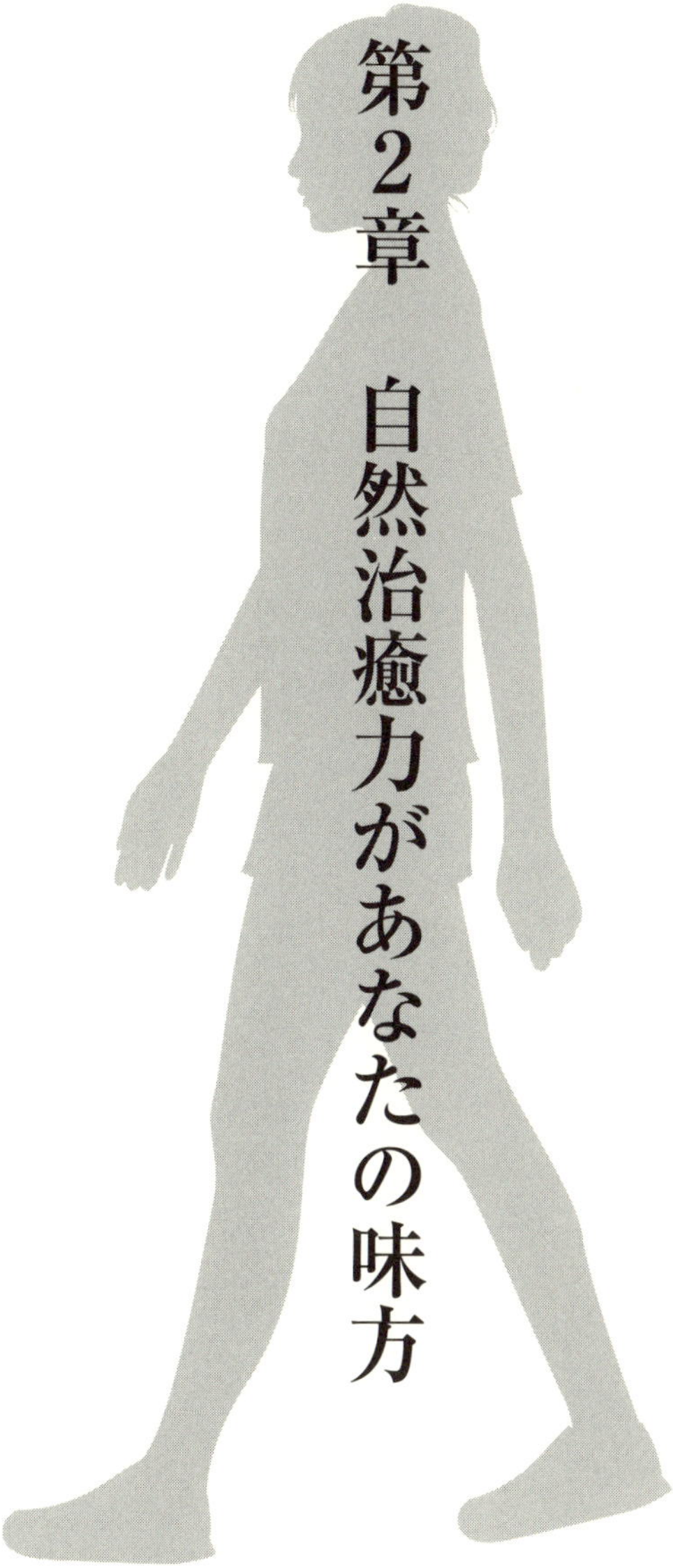

野生動物にかかりつけの医者はいない

■ますます進歩する人間の生活

科学の進歩はますます人間の生活を豊かにするシステムを生み出し、便利このうえない世の中をつくり出しました。もう昔の生活に戻れない社会になりつつあります。医学の世界も再生医療をはじめ、長生きをするための研究は止まることがありません。

それはそれでよいのですが、一方で、我が国の国民医療費を見てみると、２０１６年度は42兆１３８１億円（人口一人あたり33万２０００円）。10年前の33兆１２７６億円より９兆円も右肩上がりで増えています。そのうえ病人も減らないというのが現状です。しかし、よく考えてみると変ではありませんか？

体調が悪くなると、自身の不摂生や働きすぎ、自己管理の悪さを省みることもなく、すぐに医者にかかり「クスリ、くすり、薬――」と要求する、いわゆる「クスリづけ」の人がこの国にはなんと多いことか。その挙げ句、ますますの体調不良、そして薬害です。

日本では、**飲まずに捨てられる病院から処方されたクスリの総額が、年間推定４００億円もある**というから驚きです。

■野生動物の生命力に学べ

自然界に目を向けると、人の世界とは真逆で、管理されない厳しい生存競争の世界があります。そこに生息する野生動物は、弱ければ生きていけない弱肉強食、自然淘汰の世界で、誰の助けも借りることなく、毎日たくましく生きています。

人間のように余分なものを身につけず、高級なものを欲しがらず、自然界の流れに逆らうことなく、毎日を生きていくだけの食べ物を腹に収めれば足ることを知っています。

彼らは、自然という厳しさに順応して生きており、磨き上げられた強い生命力を持っています。人間のように不摂生をして風邪をひいたり、栄養を摂りすぎて肥満になったり、ストレスで不眠になったりすることもありません。**寿命が来るまで、あるいは食物連鎖に身を捧げるまで、元気そのものです。**

私たちもこのような野生動物から学ぶべきことが多いのではないでしょうか。

■足ることを知ることの大切さ

世の中に人間ぐらい欲深く、いたれりつくせりの環境に依存する動物はいません。その結果、地球温暖化、自然環境の悪化などさまざまな問題が浮き彫りとなり、今、私たちは地球を守るべく大きな方向転換を迫られる時代に突入しています。

東洋医学は、はるか2000年以上も昔に確立された医学で、病気の原因は「内因なくして外邪入らず」と言っています。内因とは七情「喜、怒、憂、思、悲、驚、恐」と説いています。人に感情はつきものですが、足ることを知って感情をほどほどにコントロールすべきです。「過ぎたるは及ばざるがごとし」という結末は避けたいものです。

古の賢人は皆「中庸」の生き方を説いていますが、この言葉は病を遠ざける生き方にも通じる大切な教えです。

脳は「発電所」、脊髄《せきずい》は「送電線」

■生まれながらに内在する叡智「先天的知能」

前述しましたが、「先天的知能」「自然治癒力」「生命エネルギー」は重要な言葉なので重複して説明します。

生命活動の首座にあり、命の根源的役割を果たしている「先天的知能」は、身体の正常な機能(健康)を維持運営するために脳というスーパーコンピューター、さらには発電所の「発電源」となっています。そこで生まれた生命エネルギーは、神経系を利用して全身末端部へと伝達されています。その結果、全身の各器官は正常な生命活動を表現できるのです。この流れをさらに簡単に例えてみましょう。

①生命エネルギーは、脳という「発電所」でつくられる。
②生命エネルギーは、神経という「電線」を通じ全身に伝達される。
③生命エネルギーは、神経エネルギーとなり全身各組織に、生命の働きや機能を与える。

身体を流れる「生命エネルギー」が電気エネルギーと異なる点は、知的調和をもたらすメッセージを伴った「命令エネルギー」であるということです。

この知的エネルギーには、身体を正常に保とうとする修復力や、回復力となる「力」が存在しています。この力を「自然治癒力」または「自然良能」と呼んでいます。

全身に網の目のように張りめぐらされた神経は、どこか１か所が切れるだけでその先の器官が力を失ってしまうことからも、このエネルギーの流れの存在についてある程度理解していただけると思います。

■統合された人体の仕組み「全機一能性」

天地自然の妙は、仕組まれた無数の歯車がしっかりと噛み合い、それぞれの役割を成すように人間の身体を創出しました。右手も左手も、右足も左足もすべて自分自身そのものですが、それぞれ**ある程度の独立性を持ちながらも、根底では全体に結びつけられ、全体の統御のもとにおかれて機能しています**。このような働きを「全機一能性」といいます。

全機一能性についてもう少し詳しく述べますと、例えば循環器系は心臓を中心に血管を通して全身に血液を送る器官です。つまり、心臓の働きは全身のために機能しているわけで、「心臓は全身である」と言っても過言ではありません。

心臓というポンプを「根」とすると、全身の脈管は「枝」に例えることができます。電子顕微鏡を使わないと視認できない毛細血管は全体の95%を占め、その全長は10万キロメートル。地球2・5周の長さに匹敵します。面積も心臓よりはるかに大きく、全身の細胞に酸素、栄養、ホルモンを送ったり、外気温に応じて血管の太さを変え体温の調節をしたりと、生命活動に欠かせない重要な役割を担っています。

また精神的緊張の必要があると収縮して血圧を上げて対処するなど、想像を絶する複雑な働きを瞬時に、かつスムーズに行なっているのです。

■大切なのは個性を把握すること

医師や治療家は、人を健康に導く役割を担っています。身体の構造やその働きを探求することはもちろん、さらに患者の性格や生き方など、疾患の背景にある深層部にまで立ち入らなければなりません。医師や治療家は、本来「人間整備士」なのです。

例えば、自動車の整備士が、車の構造、機能、馬力、用途など、車のすべてに精通して初めて整備できるのと同じように、医師や治療家も**「患者さんを知る」ことが治療を施すうえで大切な条件**になるのです。

ただし人間は、車のような機械とは大きく異なり、構造や機能がより精密かつ複雑で、さらに精神が存在しています。感情、知性、本能、理性、意思などの心が複雑に絡み合って確立している精神は、まさに十人十色、千差万別で、自由放蕩的《ほうとうてき》です。

もちろん、治療をする側が患者のすべてを把握するのは困難極まりないことだと重々承知していますが、ある程度その**深部に潜む個性を把握しなければ、適切な治療を施すことなどできない**と心得ておくべきでしょう。

もし診療時間が2〜3分間なら、患者さんをどこまで見ることができるのか、疑問です。おそらく表面的な診察に終始するのが関の山ではないでしょうか。

背骨の形態と役割

人間の背骨は身体を支えている大黒柱です。背骨の中には「脊髄《せきずい》」という中枢神経を収めています。脊髄《せきずい》は脳からの命令や、抹消神経からの情報を脳に伝えるための重要な「生命エネルギーの伝達網」の役割を果たしています。

脊髄《せきずい》を守る背骨は24個の脊椎骨《せきついこつ》から構成されており、横から見ると軽くS字状に弯曲しています。その特徴は以下のとおりです。

①頸椎《けいつい》は7椎《つい》からなり、軽く前方に弯曲（前弯）している。
②胸椎《きょうつい》は12椎《つい》からなり、軽く後方に弯曲（後弯）している。
③その下は5椎《つい》の腰骨で構成され、軽く前方に弯曲（前弯）している。

背骨全体の前後の弯曲は、体に加わる重力を分散させたりバランスを取ったりするために重要な役割を果たしています。この前後の弯曲を医学的に「脊柱《せきちゅう》の生理的弯曲」と呼んでいます。「生理的弯曲」の度合いが適切でないと、ねこ背になったり腰曲がりになったり、反対にストレートネック（詳細は１２８ページに後述）や腰の前弯が過度になったりして、体の不調を訴えます。

24個の脊椎骨《せきついこつ》は、全体として見た時には「脊柱《せきちゅう》」と呼びますが、一つ一つの背骨を指す時には「脊椎骨《せきついこつ》」または「椎骨《ついこつ》」という呼び方をしています。

植物に例えると「脳は根」、「脊髄《せきずい》は幹」と言えるでしょう。

それぞれの脊椎《せきつい》の間には左右に椎間孔《ついかんこう》という穴があり、脊髄《せきずい》から枝分かれした「脊髄《せきずい》神経」を出しています。頸椎《けいつい》からは8対の頸髄《けいずい》神経を、胸椎《きょうつい》からは12対の胸髄《きょうずい》神経を、腰椎《ようつい》からは5対の腰髄《ようずい》神経を、骨盤の

脊髄神経と内臓器官の関係

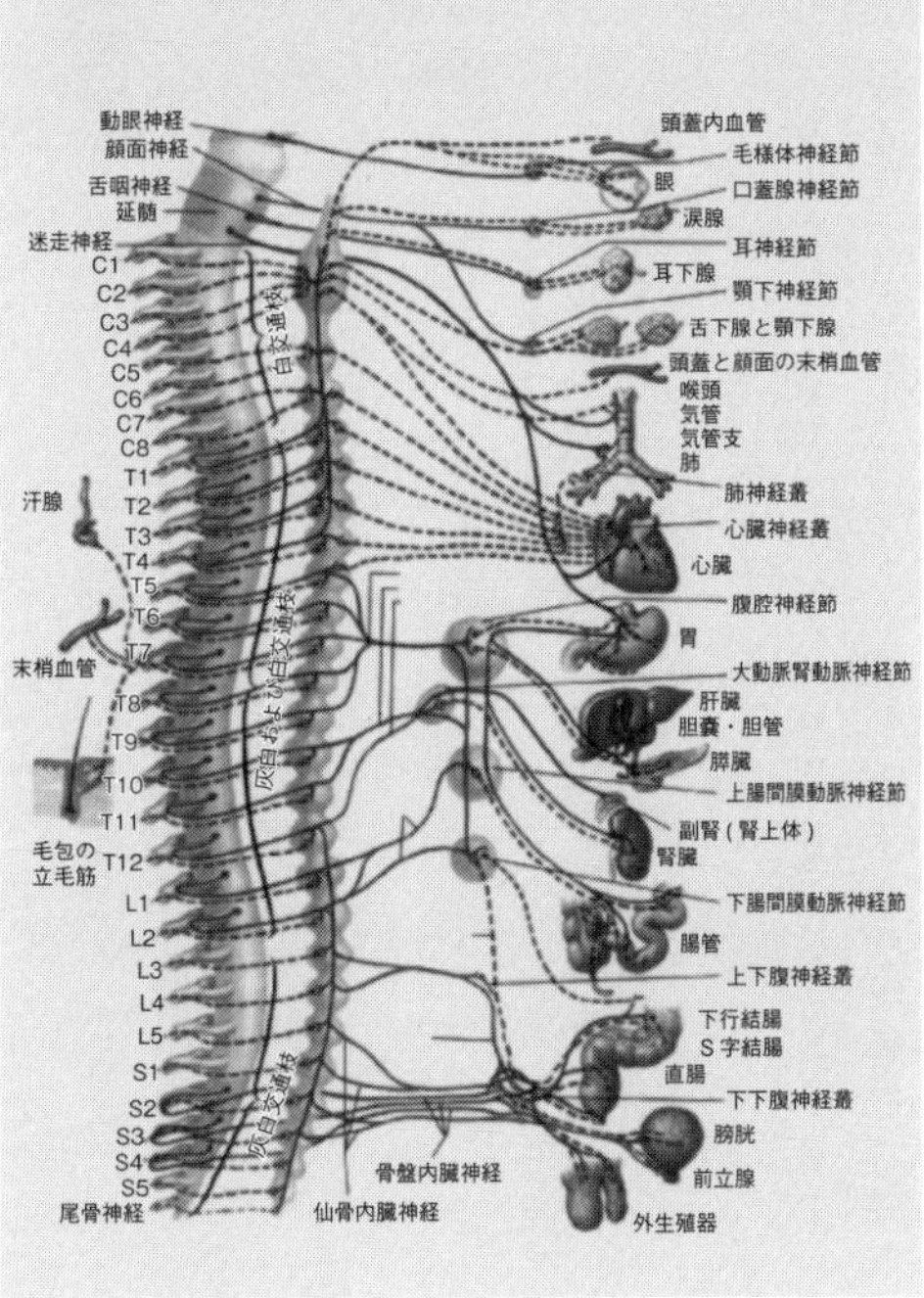

仙骨からは5対の仙髄《せんずい》神経をそれぞれ出し、全身へと分布しているわけです。
この流れを例えるなら、**脳は「発電所」、脊髄《せきずい》は「送電線」、脊髄《せきずい》神経は「電線」**と言えるでしょう。

■脊椎《せきつい》がズレると大変なことになる

脊椎《せきつい》と脊椎《せきつい》の間には椎間板《ついかんばん》という軟骨があり、クッションの役割を果たしています。繊維輪という年輪のような軟骨で、若い時には中心部に髄核《ずいかく》と呼ばれるゼリー状の弾性線維があり、簡単に壊れないようにできています。

しかし加齢とともに、背骨（椎骨《ついこつ》）の前後左右に偏位（ズレ）が生じてしまうこともあります。くるいが生じたまま軟骨部に偏った圧力が加わり続けると、椎間板《ついかんばん》が潰れてひび割れを起こし、髄核《ずいかく》の中心部にある軟骨の一部が飛び出します。**飛び出た軟骨が神経を圧迫した状態を「椎間板《ついかんばん》ヘルニア」**と言います。50歳を過ぎると、個人差はありますが、椎間板《ついかんばん》は水分量が減少しはじめ、弾性力も低下します。

椎間板《ついかんばん》ヘルニアは、「頸椎《けいつい》下部」と「腰椎《ようつい》下部」に発症することが多く、「頸椎《けいつい》ヘルニア」の症状は首、肩背部、腕にかけての痛みとしびれです。首を前後左右に動かすと、電気が走るように痛みます。

「腰椎《ようつい》ヘルニア」の症状は、腰痛はもちろん、坐骨神経痛のために臀部《でんぶ》をはじめ下肢にかけて痛みやしびれが起こり、歩くことにも支障を来たします。転倒などで背骨を強打したり捻挫《ねんざ》したりしても、後に**いろいろな症状が発生することがあるので要注意**です。

ところで、車両の追突事故などで「ムチウチ症」になり、さまざまな症状に悩む人がいます。かつては「むち打ち症」という診断名でしたが、現在は「頸椎捻挫《けいついねんざ》」という診断名になっています。

その症状は首痛、肩背部痛、腰痛、頭痛、肩こり、めまい、手のしびれなどが一般的。整形外科を受診すると、まずレントゲン写真を撮ります。レントゲンで異常がなければ、全治２～３週間の診断を下されることが多いようです。しかし症状がひどい場合、そんなに簡単には治りません。

■「加齢だから治らない」と決めつけてはダメ

以前、車にはねられて脳挫傷を起こし、３か月も入院した67歳のご婦人がいました。脳波に異常がなくなったので退院したものの、その後もひどい頭痛、ふらつき、視力の低下、首・肩関節・腕・腰の痛み、不眠症などに悩まされ、入院した病院に1年以上も通い続けたと言います。

聞けば、すべて対症療法でクスリを6種類も服用していたとのこと。しかし症状はほとんど改善されず、苦痛を担当医に訴えると、「加齢ですからこれ以上は治りません」とはっきり言われたそうです。事故前は元気で、書道の先生をしていましたが、とても継続できる状態ではなく教室を閉めてしまいました。

事故後は、特に朝起きる時の割れるような頭痛（頭を突き刺すような痛み）のために、とても不安だった様子。常に右偏頭痛があり、右首から右肩にかけても痛みがあるため、右を向くのがつらく、右手を挙げようとすると肩が痛くて挙上ができませんでした。

ご婦人は、私の東京の治療室を知人から紹介されていたようですが、茨城県在住のため1年以上も来院をためらっていたと言います。しかし、意を決して治療を受けに来ました。

すると、**3回の施術で頭痛がなくなり、頭痛薬が不要**になりました。その後2週間に1回の施術を楽しみにしてくださり、「遠いからとためらわず、もっと早くお世話になればよかった」とおっしゃってくださいました。

そして**初診から7か月後、事故前と変わらないほどの元気を取り戻した**のです。

「加齢だから治らない」と言い切った地元の病院には、保険の都合上、定期的に受診する必要がありましたが、ある時、担当医に「東京の治療室ですっかりよくなった」旨を伝えたそうです。その後、うれしいことに再び書道の教室を再開しました。

確かに加齢年によって治りづらくなることはありますが、それは、肉体が物質的に治療できうる限界を超えている場合の話です。**限界を超えていなければ、重心七軸調整療法の施術によって復活（回復）することが多い**のです。

自然治癒力を呼び起こせ

■身体運動系が歪むと生命エネルギーが低下する

私は、患者さんからさまざまな症状の相談を受けます。

そのため治療室の問診表（カルテ）は、内科的状況をはじめ、全身の事柄について記入できるように作成しています。何度も述べるように、身体は本来統合された機能によって営まれており、現代医学のように各科別に細分化されたシステムで機能していません。よって、可能な限り患者さんの全身を診る、それが私のポリシーです。

本題に入る前に、植物を例にとって考えてみましょう。

植物は根が最も重要です。根は大地の中にある水、窒素、リン酸、カリなどの栄養素を吸い上げ、幹を通じて枝葉に伝える役割を果たしています。土の中にあって見えませんが根は幹をしっかりと支え、守っているわけです。葉は、根から送られた栄養素を受けて光合成をなし、分解した栄養分を植物全体に回しています。再生力も旺盛です。

植物も動物も、生命の流れ（循環）は全く同じで、「全体は部分のために」「部分は全体のために」働いているのです。この働きを「全機一能性」といいます。（詳細は56ページ「統合された人体の仕組み『全機一能性』」の項を参照）。

さて本題ですが、人間は身体運動系（筋肉、骨格系）が歪むと、身体にどのような不調を及ぼすのでしょうか。

身体は脳からの神経（生命）エネルギーが全身へ円滑に伝達されます。必要な栄養素を摂取し、適切な運動と休養、そして心のバランスがうまくとれていれば、しっかりと健康を維持できます。

しかし重力の関係上「身体7か所にある重心軸」にくるい（歪み）が起こると、背骨を中心とする体軸や、全身にある関節部分に余分な負荷が加わってきます。この中で特に重要なのは、**脊髄《せきずい》を収めている人体の大黒柱脊椎《せきつい》（背骨）が歪んでしまうと、脳からの生命エネルギーが正常な量で伝達されなくなる**ということ。ひいては**機能低下（エネルギー妨害）が起こり、結果的にその支配領域に不調症状を発する**のです。

したがって、この症状の本来の意味は、運営本部である「先天的知能」から身体に軌道修正を促すための信号を発していると捉えるべきです。**筋肉骨格系の歪みは、はじめは機能的疾患として表れますが、根本を正さずに放っておくと徐々に症状が悪化し、やがて器質的疾患に及んでしまうおそれがある**ので注意が必要です。

手前味噌《みそ》ですが、冒頭で述べた治療室の問診票（カルテ）には、施術で生命エネルギーの流れを正し、自然治癒力が活性化するまでの一連の流れを詳しく記入していますので、どのように身体が改善されていくのか、よく見えるわけです。

症状は結果的に表れるもの。出てきた結果の部分ばかりにスポットライトを当てて治療するのは、「木を見て森を見ず」と同じです。

自然治癒力を呼び戻すには、体の本質的な妨害部位としての「重心軸」を正して、本来の生命エネルギーの流れをよくすることがいかに重要か。次の症例で検証してみたいと思います。

■原因不明の不調が完治した80歳女性

80歳のご婦人が、突然の偏頭痛と嘔吐《おうと》により即日入院しました。設備の整った大きな病院でいろいろと検査をしたものの原因不明。水を飲んでも吐き出し、鎮痛剤と栄養補給の点滴ばかりという毎日でした。「このまま病院で死ぬと思った」とご婦人が後に述べたとおり、入院して39日が過ぎても、症状は一向に改善されません。

そんな中、妹さんの強いすすめで、入院40日目に外出許可をもらい、タクシーに乗って私の治療室にやってきたのです。

妹さんは、かつて小児喘息《ぜんそく》を患っていた中学生のお孫さんが当治療室の施術で、しかも1回で完治したのを目の当たりにしていたため、「姉の病気も齊藤先生に診てもらえばなんとかなると考え、連れてきた」と言います。

さっそくO‐リングテストの検査をすると、生命（神経）エネルギーの伝達妨害が認められ、それは第一頸椎《けいつい》と大後頭神経に存在していました。また、重心を司る手首や足首の耐久力も低下していました。調整すると、その日の夕方からお腹が動き始め、入院40日目にして初めて重湯が飲めるようになりました。

そして施術からわずか5日後、めでたく退院となったのです。

■一度の治療で劇的によくなる人も

こんな症例もあります。あごが痛い、目の奥が痛い、生理痛・腰痛・肩こりがひどい、脳貧血、立ちくらみ、低体温、低血圧、朝起きられない、顔色が悪く食欲がない、便秘と下痢を繰り返す、冷え性など、多岐にわたる症状に悩む30歳女性の患者さんがいました。

しかし、たった1回の重心七軸調整療法の施術（治療）を受けたあと、約1か月後に全快。35度だった体温は36・3度に、上が85だった血圧は100まで上がり、それまでの症状がウソだったかように元気になったのです。

このように、人生が一変するような驚くべき症例が実際にあります。

施術によって**生命エネルギーが全身に行き渡り、自然治癒力が呼び起こされると、ダイナミックによくなる人もいる**のです。

■よりよい医療のために「発想の転換」が必要

私は2007年6月、東北大学歯学部に招かれ、「あご、口腔《こうくう》系と全身の関係、身体と重力重心の関係」についてのお話と、重心七軸調整法による身体調整法の施術のデモンストレーションをさせていただきました。そこでは、以下のようことを提案しました。

①身体の重心バランスのくるいは、顎《がく》関節の偏位や噛み合わせのくるいを招く。
②そのくるいを正さず歯だけにとらわれていては理想的な歯科医療にはならない。
③あごのくるいや噛み合わせ状態の悪い人は、上部頚椎《けいつい》へその影響が及び、その連鎖が全身へ波及する。すなわちそれは、現代医学的に診ると原因不明の病状として現れるため、患者さんは行き場を失ってしまうことにつながる。
④これからの歯科医療は、患者さんの重心バランスを正すことを研究し、臨床に反映する必要性がある。
⑤大学は本来研究機関であり、よりよい医療のためにこのような現実を科学的手法によって解明し、世の中に発信する義務がある。

発表の際、前項30歳の女性患者さんから事前に許可を得て、大学の先生方に問診票（カルテ）を公開したのですが、その反響が非常に大きかったことを今でもよく覚えています。「医学的な見地からこのような治癒例は奇跡的」と信じられない様子でした。

クスリを使わず、手技的治療ですべての不調症状がなくなる症例など、分断的医学思考（木を見て森を見ず）の教育を刷り込まれた方々には、とうてい理解に苦しむでしょう。

ましてや、言葉として「自然治癒力」という概念は知っていても、実際にその治癒力が手技により引き出され、患者自らの力で症状を改善していくという現実を受け入れることにとまどいを感じるのも無理はありません。

せめて、私自身が計測機器などを用いて数値的な変化を示せば、エビデンス（根拠）として納得せざるを得ないのでしょうが、そもそも私はそのような機器を持っていません。あるのは「患者さんがよくなった」という事実だけです。

「百聞は一見にしかず」ということで、その歯学部の教室では、噛み合わせのよくない先生に施術を体験していただきました。

すると、先生の噛み合わせが変化し、筋肉の異常緊張からくる痛みの症状が改善されました。しかしながら先生は、体感しているにもかかわらず不思議そうな顔をされていました。教育された固定観念を変えることは、相当に難しいものなのでしょう。

研究者は、目の前で体験した事実を「不思議」で終わらせてはいけません。

医学界は、細分化されたミクロの研究においては素晴らしい成果をあげているようですが、人体の構築的マクロの研究を含め、**柔軟性のあるダイナミックな発想の転換が必要**と思ってやみません。

宇宙の叡智と先天的知能の存在

重心七軸調整療法を正しく知るためには、まず、その根底にある自然観や生命観を理解していただく必要があります。

例えば「人はなぜ生きていけるのか」「何が健康を維持しているのか」など、こうした生命の不思議を考えなければなりません。

私たちはこの地球に生まれ、その自然法則の中で生きていくための基本的条件を無償で与えられています。つまり地球という大きな生命の中で生かされているわけです。森羅万象すべては人智で計り知れない、宇宙の叡智の結果として具現化されていることは、誰にも否定できない事実です。

重心七軸調整療法では、**この自然界を統合する普遍的な力を「宇宙の叡智」と呼び、この普遍の叡智に対応して、すべての生物には「生命の叡知＝先天的知能」が備わっているという基本的論理をもとに人の体を診ていく**のです。

人間の身体に展開されている生命現象も、当然この先天的知能の上に成り立っており、決して後天的に教育された知識によってこの複雑極まりない身体のシステムが営まれているわけではありません。

人体は「小宇宙」とよく言われます。37兆個という天文学的な数の細胞から構成されており、これを１４０億個の脳細胞が司っていると言われています。数えきれないほどの情報を整理し、全身へとフィードバックする力も、そのほとんどが脳に存在しています。

教育を受けていない幼児や動物であっても、自分の身体を正常（健康）に保つ能力があります。潜在的な無意識の力が、身体の消化、吸収、排泄、呼吸、循環、血圧、生殖、体温、内外の傷の修復、病原体からの防衛など、瞬時にそして刻々とベストな状態に、間違いなく調整してくれているのです。

■すべての生物に内在する叡智「先天的知能」

繰り返して述べている「先天的知能」とは、私たちの体内に生まれながらに備わっている最高の叡智（脳力＝能力）です。それは内なる自然、内なる生命力、内なる健康力、内なる気力です。

この力は、あらゆる生き物の生命活動の原動力であり、食べる、歩く、息をする、眠る、考える、生まれる、成長する、ケガを治す、感染症から身を守る、環境に適応する、発見・

発明するなど、その他すべての**生命活動のもととなっている潜在的知能**です。この生命活動の中心は「脳という発電所」と「神経という電線」のような役割を持つ神経エネルギーシステムによって営まれているのです。

この内なる自然の叡智は、生まれながらに私たちの体内に存在し、病気からの回復や、健康を維持する奇跡と思うほどの能力も、つまりはこの「内なる叡智」のなせる「妙」であり「技」なのです。

卵子と精子がミクロの世界でめぐりあい、生命が誕生する現象は、どのような「力やシステム」が働いているのでしょうか? 驚くほど完璧なシステムが体内で活動しているのですが、私たち人間は、これを当たり前のように考え、そのすごさに気づきません。

実は、内なる自然(叡智)である**先天的叡智は、ひと時も休まず体内を運営しています。私たち人間の教育された知識や能力をはるかに超えた大いなる知能で、この生命現象をやり遂げています**。その力が人生を創造的なものに満ちあふれさせてくれているのです。

私たちの体の外にも、皮膚を隔て、同じように大自然の叡智の働きがあります。

この大自然界の大いなる生命力の営みのおかげで、体内の内なる自然である生命の歯車の仕組みが、その限界を迎える日まで休まず働き続けるのです。

生命の力は常に100％で働きかけている

私たちの生命は有限の世界で生かされている存在なので、肉体的生命の限界（寿命）を迎えると、この世から卒業しなければいけません。それまで、私たちの生命の力（エネルギー）の根源となる脳の働き（先天的知能）は、その寿命が尽きるまで体を一生懸命運営し続けます。

例えば、ここに1本のロウソクがあるとしましょう。火を灯せば、いつか必ずロウがなくなり、燃え尽きてしまいます。

人の寿命はロウソクによく似ています。ロウソクの火は燃え尽きるまで常に100％の光を放ち続けますが、燃え「始め」「中」「終わり」では違いがありましょう。それは残されたロウの量の違いであり、人間でも同じことが言えます。

20代、30代の頃はパワー（体力や勢い）で満ちあふれていても、同じ質量が一生続くことはありません。若い頃のようなはち切れんばかりのエネルギーの質量は、40歳以降になると徐々に低下していき、ロウソクのごとく「終わり」に向かって減少するのが自然の定めです。命のロウソクの量が減っていくにしたがい、そのパワー（力の質量）も減っていかないとバランスがうまく取れません。

しかしながら私たち人間には、60歳になっても、80歳になっても、**「精神的躍動感」という心の機能があり、それは決して衰えない**ようにできています。ですから、いくつになっても「その気」があれば年相応に楽めるのです。

ところが、歳をとるにしたがい、この大切な「精神的躍動感」を忘れたり、なくしたりする人もいます。そうすると人生、楽しくありません。これではいけません。

「精神的躍動感」を持ち続けるためには、例えば趣味を楽しむこと、いつも前向きな気持ちを抱くことが大切です。**楽しい気持ちでいる時は免疫力が高くなり、成長ホルモンが分泌され老化が緩やかになります**。それだけでも人はすごく元気になります。そんな時、生命の力は100％で「活気満点」です。

元気の循環を保ち続けるための約束事は、常に「ウキウキ感」や「ワクワク感」を感じること。もちろん、生きていれば楽しいことばかりではありませんが、**「人生プラス思考に勝るものはない」**と私は信じています。元気で楽しく生きている限り、輝きや同じ光を放ちながら、毎日を過ごすことができるのです。

人間が放つ光や輝きは、精神面が充実感であふれていることの表れです。人間の身体は

25歳をピークに徐々に低下すると言われますが、逆に人間の心は、向上心さえ失わなければ、年齢を重ねるごとに右肩上がりに成長していくはずです。

人間は、心と身体のバランスがとても大切。私たちが持つ「生命のエネルギー」とは、本来「心と肉体の統合されたエネルギー」ですが、「人間は心を主体とする動物」でもあります。

ロウソクの光と同じように、80歳、90歳になっても元気に輝いて生きている方々も、私の周りにいっぱいいます。皆さん、ポジティブでエネルギッシュです。私たちはこのような素晴らしい方々を見習い、お手本にしなければいけません。

20代、30代の頃に与えられている元気の力を100％としたら、70代、80代の元気の力は何％くらいだと思いますか？

答えは100％。**人間の元気の力は、年齢に関係なく常に100％で与えられているの**です。年齢によって異なるのは肉体的なパワーと質量だけです。

逆に「心の円熟度」という面での質量や味わい深さは、歳を重ねないと増していきません。ですからその年代に応じた生き方や、楽しみ方が大切になってくるのです。

人生は何があっても、どんなことがあっても、前に進むことを忘れてはいけません。

力は血から

人間の体の血液量は、体重の13分の1（約8％）。体重60キログラムの人なら約5リットルが血液で、全血液量の3分の1を失うと死に至ると言われています。心臓は全身の細胞に血液を循環させるため、1分間に70回ほど拍動（赤ちゃんは120回ほど拍動）しています。

心拍数1回で送り出される血液量は約70ミリリットル。1分間で約5リットルの血液を送り出す計算となり、つまり全身の血液（5リットル）を一巡させることになります。

私たちの体の中で最も血液を必要とするところは脳ですが、その消費量は、なんと1日2000リットル（ドラム缶10本分）と言われ、全体の25％が脳で使われています。

血液中の赤血球は1日に約2000億個も入れ替わる（新陳代謝する）そうでが、赤血球の寿命（新陳代謝）はおおよそ120日と言われています。血液の主な仕事は、身体を構成する37兆個もの細胞一つ一つに酸素や栄養素、ホルモンなどを運び、末端部である細胞内に生じた老廃物を持ち帰ることです。

さて、本項の「力は血から」という表題ですが、**血液はすべての細胞を養って、活力を**

与えてくれる源という意味です。そこで重要になってくるのが、血液の性状がよいか、あるいは悪いかということです。

では、血液はどこでつくられているのでしょう？　現代医学的な見方から言うと、骨髄でつくられるというのが常識です。しかし血液の性状や大もとを考えれば、行き着く先は食べ物の良し悪しと、それを消化吸収する胃腸の働きが根本的に重要になってきます。

■家族の健康は台所から

食べ物は、健康な身体をつくるための最も重要なアイテムであり、きれいな血液は、健康な細胞をつくる源です。

最近オーガニックと銘打つ商品が増えています。オーガニックは、化学肥料や農薬などを2年以上使用していない土地でつくられた農作物や畜産物と定義されています。一方、昔の食べ物はみな自然に循環する有機物の還元サイクルに任せた自然農法、つまりすべてがオーガニックでした。

現代は、流通の発達により世界中の食べ物がスーパーマーケットに集まる時代です。我が国の食料自給率（カロリーベース）は、今や40％を切っています。ですから、無農薬栽培でオーガニックという食生活など成り立たないのが現状です。そして食の安全性がますます問題視される時代になっています。

昨今、中国から輸入される食品に、基準値を越える農薬などの化学物質が残留していたことが話題になりました。また、食品の変質を抑えるための防腐剤をはじめとするさまざまな保存料、食肉となる畜産物を素早く育てて商品化するためのエサに含まれる成長ホルモや抗生物質などの使用は、今や常識です。

基準値を越えていなければ安全と言われるものの、私たち消費者はこれを鵜呑《うの》みにしてはいけません。「安ければ何でもいい」と言うのではなく、商品の表示をよく確認してください。（食品偽造問題もありますが、とりあえず表示を信頼するしかないのです）

食べ物の安全性はとても重要です。「家族の健康は台所から」という考えが基本なので、無知だと家族の健康は守れません。

■食は命なり

自然の中でしっかりと育てられた食材を、食事でバランスよく取り入れている方は問題ないのですが、そんなことはお構いなしとばかりに**「食べたい物を食べたいだけ食べる」**

という食生活をしている方は、考えをあらためるべきです。

インスタント食品をはじめ、添加物にまみれた食品や化学物質ばかりをとっていると、血液はコテコテに汚れてしまいます。その結果、腎臓や肝臓の浄化作用が追いつかず、汚れた血液ばかりが全身の細胞をめぐるため、病気になる可能性が高まります。

そのほか、ダイエットのために偏った食事を続けることもいけません。若い人でも骨折しやすい体になってしまいます。

食のバランスはとても大切です。まさに「食は命なり」なのです。

■血液をきれいにする決め手は腸にあり

私たちの体は約37兆の細胞でできており、毎日1兆個の細胞が入れ替わっていると言われています。つまり、古くなった細胞が死に、新しい細胞に入れ替わる新陳代謝のことですが、そもそも細胞をつくる材料は何かと言えば、血液が運ぶ栄養素と酸素です。ここで鍵を握るのが「腸の働き」です。

腸内に悪玉菌が多いと、悪玉菌が分泌する毒素によって腸が汚れてしまいます。腸が汚れると血液も汚れ、毒素も一緒に全身に運ばれてしまい、せっかくとった栄養が十分に吸収されなくなるのです。そのうえ、血液循環の低下によって酸素が全身に行き渡らなくなり、大切な免疫力も低下することが分かっています。

つまり、腸が汚れていると血液も汚れ、細胞が悪い材料でつくられてしまうわけです。これが心身にさまざまな不調を引き起こす大きな原因になります。ですから、**腸の健康はとても重要なのです。**（182ページ「免疫力を高める腸能力」参照）

健康を取り戻すための本筋は生き方の見直しから

■悪い生活習慣を見直そう

体調に異常を感じると多くの人は医師の診断を仰ぎます。その結果何種類かのクスリを処方されて経過を見るのが一般的なパターンでしょう。これは当たり前のことで、多くの人たちは異論を唱えません。

しかし**体が異常を起こすからには必ず原因があります。**中には遺伝的要素というものもありますが、その原因を突き止めないで結果として出てきた症状にクスリだけ処方するだけでは、単に対症療法に終わってしまいます。

「生活習慣病」という各種の病気があります。**高血圧、高脂血症、糖尿病、肥満症が代表的なものですが、これらの病気は血管の異常を起こすため放置しておくと心筋梗塞や脳梗塞、下肢の壊死や突然死などの原因になる**と言われています。

これらの生活習慣病は直接命に関わるため「死の四重奏」としておそれられています。

■病の多くは悪い生活習慣が原因

しかし、私はそれ以外の多くの病気も、もとをたどると「生活習慣病＝生活の悪いクセ」が原因であると断言しています。つまり病気は、その人の「生き方（心の使い方）」「食生活」「運動（体の使い方）」などの生活全般の習慣（悪いクセ）から起きてくることが圧倒的に多いわけです。

したがって**生活習慣病は、行き着くところ「自己責任病」とも言える**わけですから、身についた悪いクセ（習慣）は、気がついた時点で直すべきでしょう。

以下に例をあげますので、参考にしてください。

①**姿勢の悪い人**は、日頃から自分の姿勢に気を配り、日に何度も自分の姿勢を意識的にチェックし、よい姿勢を心がける習慣を身につけることです。

②**好きな物ばかりお腹いっぱい食べている人**は、命のロウソクを縮めます。いろいろな物をバランスよく、腹八分目に食べる習慣を身につけることが大切。夜食は禁物です。

③**性格がマイナス思考で前向きに生きられない人**は、直すのが困難です。このような性格の人は、たいてい幼児や子どもの時に原因があり、無意識のうちに「自分の殻」に閉じこもり、心を開放しません。

自身も、ある程度そんな自分に気がついているのに、自信がなく、その殻を打ち破る勇気もありません。結果的に自己嫌悪に陥り、自分を責めてしまうのです。そんな繰り返しなので人生が楽しくありません。自分を変えていきましょう。

④反対に、**なんでも積極的に取り組み、やりすぎて体を壊す人**もいます。これもよくありません。人生何事も「過ぎたるは及ばざるが如し」、つまり「やりすぎはよくない」と言います。「中庸」の生き方が大切なのですが、これが一番難しいかもしれません。

人生はプラス思考で、前向きな生き方ができる人ほど毎日が楽しく感じるものです。そのために、自分を楽しくさせる趣味を一つか二つ持ちましょう。

第3章　重心七軸調整療法の神髄

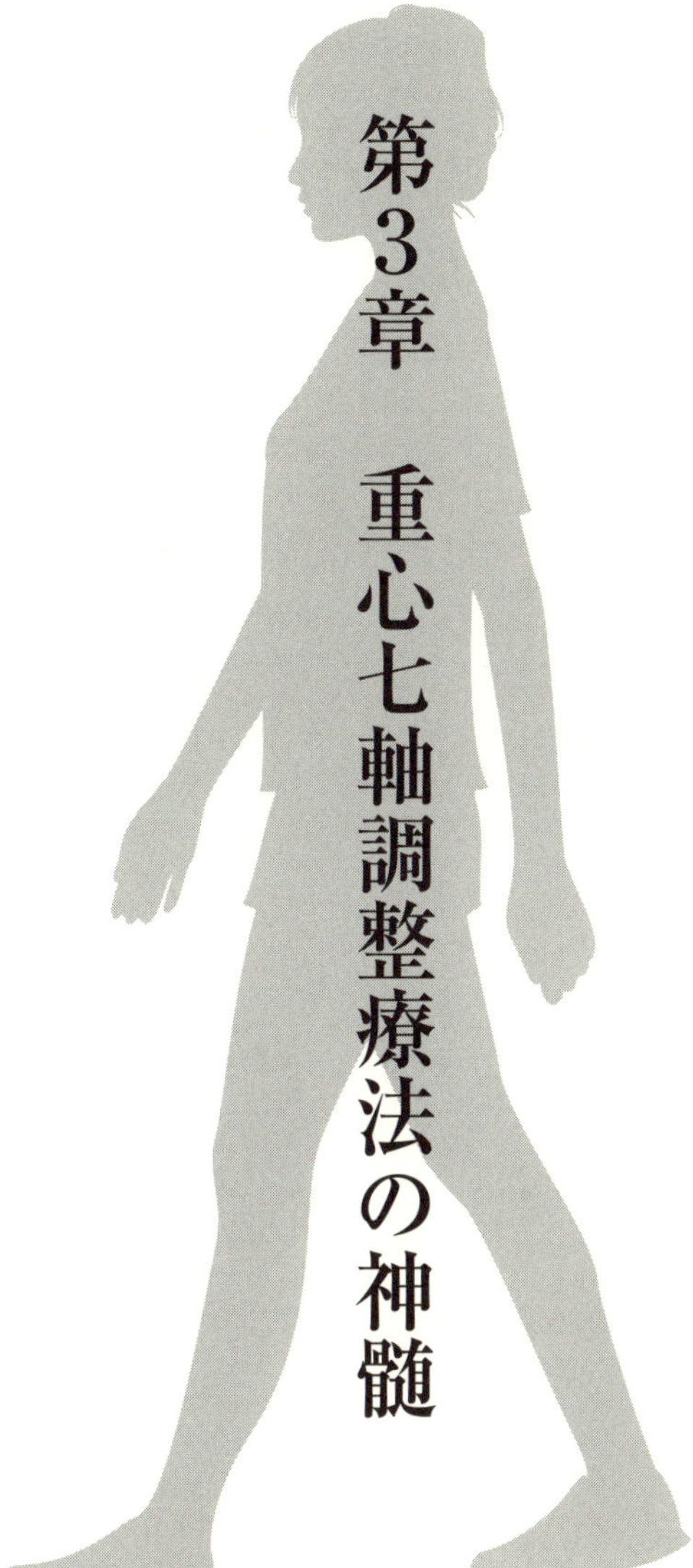

人間には七つの重心軸がある

直立二足歩行という特有の進化形態を持つ**人間の生活を３つのパターンに分けて見ると①立っている、②座っている、③横になってくつろぐ、または寝ているに分類**できます。これを別の言葉で言い換えると①立位、②座位、③仰臥位《ぎょうがい》（あおむけ）または側臥位《そくがい》（横向き）となります。③は重力が分散し、腰や背骨が痛かったり体の具合が悪かったりする時には安静回復に一番よい形となります。

人間の祖先は、およそ４００万年前より二足歩行の生活をしてきたと言われています。活動している時の姿勢は、重力に打ち勝つため背骨を垂直に立てています。

人間の体は背骨（24個の骨で構成）を中心に、全部で２０６個の骨（３００余の関節）と４００以上の骨格筋によって支えられています。家に例えるなら骨格は柱、筋肉は外壁になります。人は、立って活動している時には二本の足で背骨を支えて行動しています。そして座っている時は骨盤（坐骨）を中心に背骨を支えています。身体の「経済効率」をよく（疲れにくく）するには、よい姿勢を保つための筋、骨格系のバランスが整っていることが大切な条件です。

重心七軸とは？

「重心七軸」を簡単に説明しましょう。まず、背骨は人間の「大黒柱」と言われているように、人体を支えている大切な柱です。その柱をまっすぐに立てるためには、建物と同様「土台」がしっかりとしていなければいけません。建物は、仮に地震などで土台がズレてしまえば、柱がくるい、建物全体に歪みが起こる可能性があります。

これと同じように、身体における土台のくるい（ズレ）は背骨を歪ませ、脳からの生命エネルギーの伝達を妨害します。

私の長年にわたる経験則からみると、**人体には大きく分けて「７か所」の部位に、背骨に影響を与え重心のバランスを左右する「土台」に匹敵する場所が存在しています。**

この部位は、背骨をはじめ、**重心のバランスを保つための７つの土台（重心軸）という考えから、私は「重心七軸」と命名しています。**

重心七軸を担うそれぞれの関節の部位には、重心のバランスを保つ生理的「重心軸＝中心軸」が存在します。これらいずれかの「重心軸」にくるいが起きると、そのくるいを補正するため、さらにその連鎖が、上行性あるいは下行性と連動していきます。

足首や骨盤のくるいは上行性に、手首や肩関節のくるいも主に上行性に連鎖。上部頸椎《けいつい》や顎《がく》関節、口腔《こうくう》のくるいは、脳に一番近いため、自律神経をはじめ「全身」に連鎖し、影響を与えていきます。

七つの重心軸を下から述べると、**⑴足関節、⑵股関節、⑶骨盤、⑷手関節、⑸肩関節、⑹顎《がく》関節、⑺上部頸椎《けいつい》の7か所の部位にその軸が存在しています。**

それぞれの特性について順番に述べていきましょう。

⑴足関節（立位軸）

私たち人間が「さも当然」のように行なっている二足歩行ですが、それを実行するためにものすごい脳のシステムを無意識のうちに働かせています。

昔の人の移動手段は、ほとんどが歩行によるものでした。それも裸足あるいはわらじ、ぞうりなどを履いてです。一方、現代人は靴を履き、移動するために多くが車や電車を使います。その結果、昔の人と比べて、足の指を使うことが下手になり、歩くための筋肉が低下してしまいました。

７つの重心軸

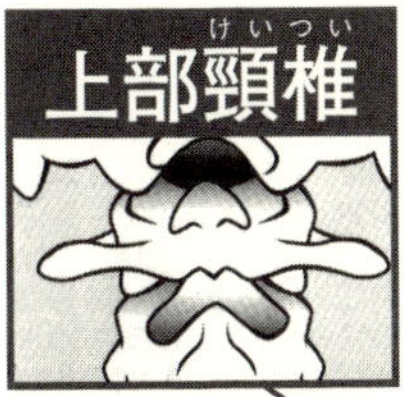

上部（第一、第二）頚椎（けいつい）を水道の蛇口に例えて言えば、脳からのエネルギーが 100％の出力で伝達されるためには、この部位に偏位（ズレ）があってはいけません。上部頚椎は７つの重心軸の中で最も重要な場所です。特に第一頚椎は脳から全身への出口であり全身から脳への入口としての役割があります。また、この部位の偏位（ズレ）は頭部をはじめ全身に悪い影響を与えてしまいます。

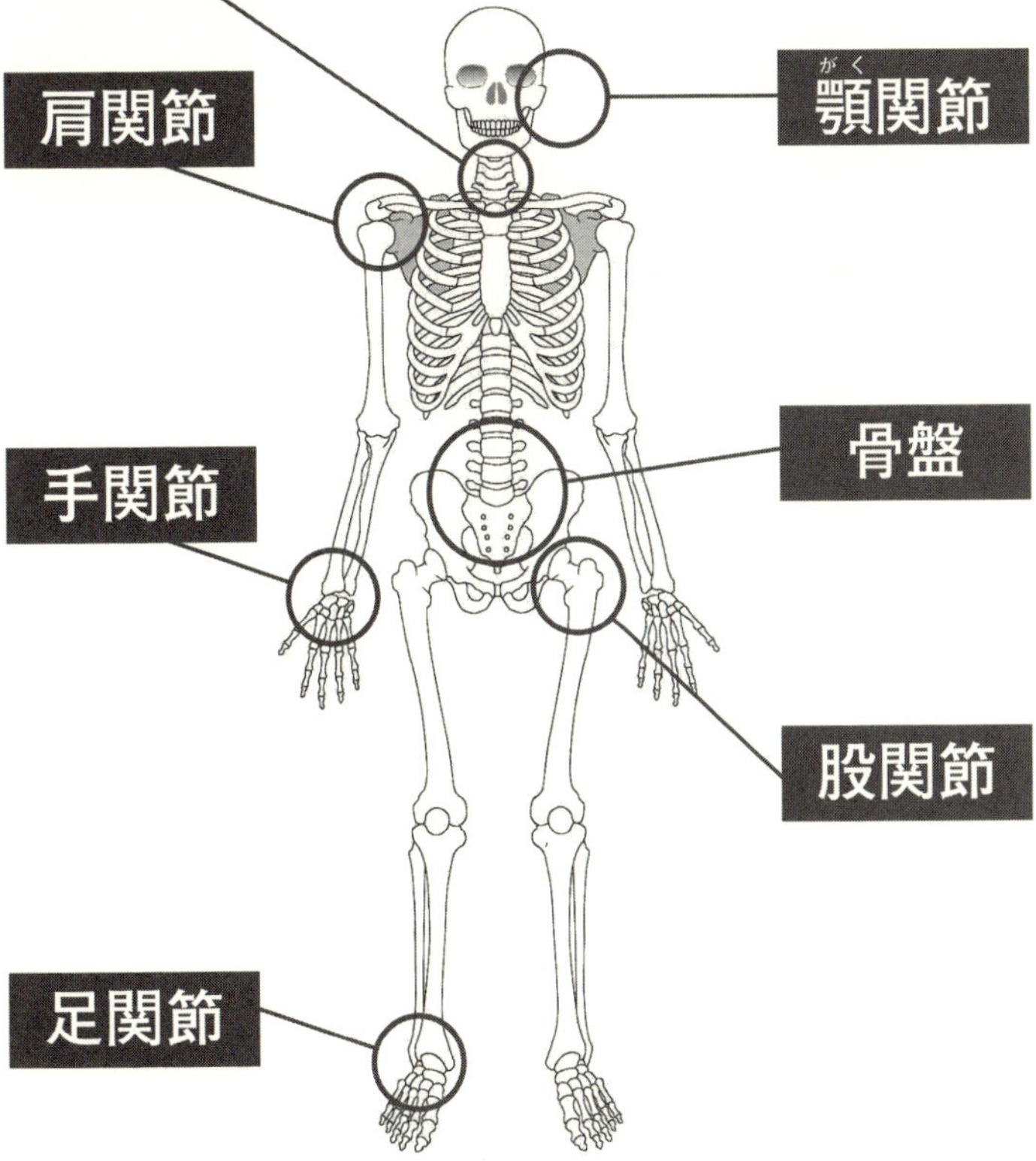

特に、つま先の力が弱いため足のアーチが崩れている人をよく見かけます。体重を支える足裏（土踏まず）のアーチを形成する骨は、３つの楔状骨《けつじょうこつ》付近を中心として中足骨にありますが、重心の中心は第三楔状骨《けつじょうこつ》末端付近にあります。人は足裏全体でバランスを取りながら全身を支えていますので、**足のアーチの崩れは全身に影響してきます**。重心七軸調整療法では、立位軸調整の際、このアーチを重要視しています。

足首周辺には手関節周辺と類似した、全身に影響を与える要穴（東洋医学上、特に重要なツボ）という部位があります。この部位は脳を経由し、内臓をはじめ、全身の筋肉のエネルギーシステムをリセット（回復）させるためのスイッチにもなっているのです。

足の骨は26個の骨により構成されていますが、重心七軸調整療法では足首付近にある関節で、主に16か所の中から調整する部位と方向性を選びます。

足の関節（立位軸）にくるいが起きると、そこが出発点となり、あたかもドミノ倒しのようにその連鎖が上行性に膝関節をくるわせて膝の痛みの原因となったり、股関節の痛みを起こしたりします。さらに骨盤のバランスを悪くして、腰痛をはじめ背骨のくるい、顎《がく》関節のくるいにまで連鎖することがあります。したがって、足首（立位軸）周辺のくるいは、全身に歪みの連鎖をつくるということなので要注意です。

また多くの人は気づいていないようですが、**自分の足に合わない靴を履いているために足首のバランスを崩し、そのくるいの連鎖によって全身のあちこちに異常を起こす**人も少なくありません。

自分の足に合った靴選びは非常に重要です。ファッション性が優先されがちな時代だけに難しい問題かもしれませんが、あまく見てはいけません。もし、あなたがある特定の靴を履いた時、身体のどこかに異常が出たとしたら、その原因は靴が適合していないからと疑ってみるべきでしょう。O-リングテストでも靴の適合性が分かります。

■足首の「捻挫《ねんざ》や古傷」はやっかい

そのほか足関節をくるわせる要素として捻挫《ねんざ》があります。特にやっかいなのが、足首の捻挫《ねんざ》や骨折などの後遺症です。

足首の捻挫《ねんざ》は多くの人が経験していると思われますが、人間は40歳以降になると自然と体の耐久力が落ちるため、その影響で、若い頃の古傷や後遺症が急に「痛み出す」ということがあります。この場合、軟部組織（靭帯や腱《けん》）の痛みですから、レントゲンを撮っても骨には全く異常が見つかりません。

捻挫《ねんざ》をすると靭帯や腱《けん》などに部分的断裂などの傷が生じます。そうすると**足関節を守る力（持久力＝耐久力）が弱くなってしまう**のです。

特に季節の変わり目や気圧の変動、あるいは合わない靴を履いたり無理をしたりという時、または冷えなどによって耐久力が落ちている時などには圧痛が現れるものです。このような古傷は耐久力を上げるための調整が必要です。

■捻挫《ねんざ》が腰痛、坐骨神経痛を引き起こす

ひどい腰痛と坐骨神経痛に悩む70歳の患者さんがいました。3か月ほど入院加療していましたが改善せず、医師より「加齢なので治りません」と釘を刺されたと言います。退院させられて自宅療養をしていたものの、車椅子《いす》のお世話になり、一人で外出することもできませんでした。これから先を考えると、どんなに不安だったことでしょう。

治療を依頼された時、私は、症状や体の歪みから察するに「かなり肉体的な限界を迎えていらっしゃるのか？」と内心とまどいましたが、とりあえず重心七軸のくるいを正すことが重要なので、基本どおりの施術を行ないました。

すると、どうでしょう。最初の治療から3回ほど娘さんが運転する車の送迎で来院され

ていたのが、4回目くらいから一人で来院できるまで回復したのです。

この患者さんの場合、つらい症状の原因は、過去に痛めた右足首の捻挫《ねんざ》でした。**捻挫《ねんざ》の後遺症で足首にくるいが生じ、体を支える力が低下し、そのシワ寄せが股関節と仙腸関節までいき、腰の骨を大きくくるわせてしまった**のです。その結果が腰痛と坐骨神経痛となり、車椅子《いす》でなければ外出できない体になってしまったのです。

腰ばかりを診て「加齢のせい」と片づけられては、治るものも治りません。

この患者さんの場合、3回の施術で車椅子《いす》が不要となり、4か月ほどで以前のように何不自由のない生活を取り戻しました。まもなく90歳になりますが、今でも趣味のダンス、シャンソンなどを楽しむ日々を送られています。

■女性に多い外反母趾《ぼし》

女性に多くみられる外反母趾《ぼし》は、第一中足骨と親指の間の関節に起きる骨の変形です。親指が小指側に曲がり、その痛みのため、肝心な親指に重心がかけられません。

原因の多くは靴やアーチの崩れにあります。女性の靴の多くはファッション性が重視され、先が細く、親指と小指が互いに圧迫されて窮屈にできています。ですから親指は外側へ、小指は内側に圧迫を受けるために「外反母趾《ぼし》」「内反小指」という関節変形が起きてくるのです。おまけにヒールの高さがこの変形を加速させます。

ファッション性が優先されると足指のトラブルを招いてしまい、これが原因で重心のバランスをくるわせ、全身に歪みをつくることもめずらしくありません。足は人間が立って歩くための大切な土台ですので、気をつけましょう。

ちなみに人体力学の研究によると、ヒールの高さは2~3センチメートルが適切で、5センチメートルを超えると体のバランスに支障を来たすと言われています。したがって、**ハイヒールを履く場合、高さ5センチメートル以内のヒール**を選びましょう。

足関節のバランスは、**足のアーチ**をはじめ、①**背屈**、②**底屈**、③**内反**、④**外反**、⑤**外捻《ねじ》れ**、⑥**内捻《ねじ》れ**の方向に適応していれば問題ありません。

(2) 股関節(股関節軸)

股関節は体幹部の骨盤(寛骨臼《かんこつきゅう》)と大腿骨を連結している大きな関節です。下肢からの強い衝撃を吸収し、背骨や脳を守る役割も果たしています。

股関節を動かしている筋肉は腸腰筋をはじめ、臀筋群《でんきんぐん》、大腿筋群ですが、腰椎《ようつい》や骨盤から始まり大腿骨についているため、歩かないと弱りやすくなるのが特徴です。そうならないよう、**日頃から股関節を鍛えておくとよい**でしょう。自宅で実践できる簡単なトレーニングもあります。（２０９ページ「らくらく筋トレ体操のススメ」参照）

股関節のくるいは、足のくるいをはじめ「座りグセ」が主な原因です。横座りや片脚を上に組むなど片寄った座り方によっても起きますが、股関節筋である内転筋群や小臀筋《でんきん》、中臀筋《でんきん》などの弱りから股関節の外転が過度になることもあります。

■股関節のくるいは全身に悪影響を及ぼす

股関節も、背骨を立てている大きな土台の一つ。これがくるえば、仙腸関節（骨盤）がくるい、さらに背骨から全身に悪い影響を与えます。足首に内反異常があると同則の股関節や骨盤に外側へのくるいが起き、**いわゆるガニ股になります**。

股関節は、立位軸（足関節）のくるいから連鎖的に影響を受けて、二次的に歪むことも少なくありません。股関節の痛みは上位からの影響で腰椎《ようつい》からくることもあり、時には顎《がく》関節からの影響で股関節に痛みが出現し、歩行しにくくなるケースもあります。

また、股関節が外に弱くなると同側の骨盤が外側に開いてきます。「女性に多い横座りは骨盤と股関節がズレる」の項（167ページ）で詳しく述べていますが、「左側への横座り」では左側の坐骨と股関節へ重心が偏り、その結果、左骨盤が外側に開いた偏位（歪んだ）形態になっていくのです。そのため、同側の股関節も外に開きやすく（外旋過度に）なり、**O脚の傾向になります**。逆に左側の股関節は内旋しにくくなります。

反対側の右側股関節はその逆になり、外旋しにくく、内旋しやすくなります。それが習慣となって体に刻み込まれると、反対の右側への横座りができなくなります。

このようなケースはかなり多く見られますので、ぜひ検証してみてください。

きっと左右どちらかの横座りのほうがやりやすく、反対のほうがやりにくいでしょう。これが骨盤や股関節の歪みの証明です。

なお、座る時、**常にあぐらをかく人は、腰や背中を丸めていることが多いので要注意**。このような人は、ほとんどがO脚気味で、両股関節と両骨盤が開いています。後々、いわゆる「ゴリラスタイル」となり、「腰曲がり」になる可能性がありますので、日頃から座り方ひとつに対しても、十分に気をつけましょう。

■「機能的異常」「器質的異常」とは？

股関節のくるい（歪み）はひどくなると、歩行障害を起こします。一般的に痛みを感じるようになるまで自覚症状がないため、痛みを自覚した時には、すでに障害が起きるレベルにまで達していることもあり、やっかいです。

Ｏ-リングテストで股関節の可動性を診ればくるいの有無が分かります。くるいが認められる場合、初期段階（機能的異常）のうちに治しておくべきでしょう。

森羅万象、くるいはじめはごくわずかな誤差だとしても、いつの間にか制御できないほど深刻な状態に進んでしまうものです。

同じように人間の体も、**最初はわずかな歪み（機能的異常）であっても、次第に拡大していくと形態が壊れ（器質的異常）、最終的に「手術しか治す方法はない」という状態になる**こともあるのです。

なお、ここでいう「器質的異常」とは、例えば靭帯が切れたり、軟骨の形が壊れたり、さらに進んで関節の骨が変形した状態を意味します。「機能的異常」とは、形に器質的な変化は見られない（レントゲンでも確認できない）ものの、筋肉や靭帯の異常な緊張により痛みなどが起きている状態を意味します。

■股関節痛の原因はあごだった！

日常生活では、立ったり座ったり、歩いたり走ったり、食べたり飲んだりというようにさまざまな動作を無意識のうちに行ないますが、仮にも、その際いちいち体のあちこちに痛みを感じるようなら、とても生活を楽しむことなどできません。

私の治療室にいらっしゃる患者さんは、もともとそのようなお悩みを抱えられていた方ばかり。複数の医療機関を回ったものの解決せず、人から紹介され、わらをもつかむ思いで来院されたというケースもよく聞きます。

さて本題ですが、もし**股関節痛の原因が、あごのくるい、または合わない入れ歯を使用していたことなどに起因している**とすれば、読者の皆様はどう思われますか？　おそらく「まさか」と驚かれることでしょう。

しかし実際にあるのです。**あごのくるいが原因で股関節痛を起こし、何か月もの間、片足が不自由だったという患者さんもいます**。その方は、私のところへいらっしゃるまで痛み止めのクスリでなんとかごまかし、日常生活を過ごしてきたそうです。

どの医療機関に行っても、痛みを訴えている部位、すなわち股関節しか診てくれなかったと言います。ある意味当たり前の話で、「股関節痛の原因が、実はあごのくるいや入れ歯が合わないことにある」などと、誰が予測するでしょう？　当の本人も「青天の霹靂《へきれき》」と驚いていました。まさに「眼からウロコ」のような話です。

なお、股関節のバランスは外旋、内旋、屈曲、伸展の方向に適応していれば問題ありません。

(3) 骨盤（座位軸）

骨盤は仙骨を中心に左右の寛骨《かんこつ》から構成されています。仙骨と左右の寛骨《かんこつ》は仙腸関節によって連結され、前方は恥骨結合によって連結されています。仙骨の上には大黒柱である背骨が立っていますので、**骨盤は背骨の土台である**ということは容易に理解していただけるでしょう。

人間の1日の生活パターンは前述（84ページ）のように3パターンあります。食事をしたり、デスクワークをしたり、あるいはお茶を飲んだりくつろいだり。そんな時には、ほとんどが座っています。

座っている時は、骨盤の左右の「坐骨」という場所で上半身の体重を支えていますが、人それぞれのクセで、左右のどちらかに偏った座り方をしているものです（時々確認してみてください）。そのため重心の偏った坐骨の部位にも、耐久力（持久力）の低下によって、骨盤のくるいが生じます。長時間の座業をする人は、特に気をつけなければいけません。予防策として、1時間に1回は立って歩くなどして、血流をリセット（調整）すべきでしょう。

坐骨の耐久力の低下は骨盤のくるい（ズレ）を起こします。**骨盤のくるいは、仙腸関節をはじめ恥骨結合に影響を与えるだけでなく、背骨にまでくるいの連鎖を生じさせる**のでやっかいです。

■出産後の骨盤ケアーは重要

女性には出産という特有の機能（仕事）があります。それゆえ、女性の骨盤は胎児を育てるため横に広いという特徴があります。

出産分娩に適応するため、仙腸関節や恥骨結合部など、骨盤の靭帯や軟骨が緩んで広がりやすくなることで分娩を可能にしています。出産後3～4か月かけて回復していきますが、左右の骨盤が交互に縮みながらゆっくりともとの位置に戻ろうとします。

ところが、妊娠前後に「座りグセ」ががあると、骨盤が正常な位置に戻りにくくなります。実際、骨盤を歪ませる座り方をしている妊婦さんが多いので要注意です。特に産後は、座り方に注意する必要があるのに、多くの女性がこのことを知りません。

骨盤が正しい位置に戻らない状態が続くと、骨盤周辺の血流が低下し、脂肪の燃焼が悪くなります。ひいては**太りやすい体質になるばかりか、さまざまなつらい症状の原因にもなります**。

特に骨盤底筋に傷（会陰切開など）をつけると骨盤底筋のエネルギー低下から尿漏れが起こりやすくなり、大変です。

骨盤の歪みについては「お尻の骨『仙骨』を立てて座る」の項（１６６ページ）を参考にしていただくと分かりますが、人間は左右どちらかに重心が偏るクセがあるので、普段から正しい座り方を身につけることが大切です。

■産後6か月以内に全身のバランスを整えよう

遅くても産後６か月以内（できれば2～3か月以内）に骨盤をはじめ、全身の「筋骨格系のバランス」を整えましょう。出産によって広がった骨盤は、産後６か月以内であれば閉まりきっておらず、調整しやすい状態だからです。「6か月以内」というのは、あまり急がないほうがよいという意味です。というのも、産後1か月は安静が必要だからです。

妊娠前の体形に戻りたいと躍起になり、無理をしては元も子もありません。個人差はありますが、産後の悪露が1か月ほど続くこともあるようなので、**骨盤調整は、産科での1か月検診が終わってからでも遅くない**ことを覚えておきましょう。

ちなみに私の妻は3人出産し、いずれも産後1週目に全身のバランス調整をしました。そのため悪露が長く続くことはありませんでした。（悪露は子宮の回復度を示す）

■出産後の骨盤の歪みがもたらす体の異常症状

骨盤は背骨を支える重要な土台です。土台である骨盤が偏位する（ズレる）と、その上にある背骨や筋肉に骨盤の歪みが連鎖連動し、背骨にくるいが生じます。

その結果、妊娠前の体重に戻らないばかりか、尿漏れ、下肢のむくみ、ぽっこりお腹、肩こり、腰痛、坐骨神経痛、腕のしびれ、冷え性、恥骨や骨盤が痛む、疲れやすい、体に力が入らないなど、さまざまな症状が起こります。

■恥骨結合離開に悩まされた38歳女性

Sさん（38歳女性）は産後、腰痛と左の恥骨および左仙腸関節の痛みのため、歩行困難となりました。特に左足に体重をかけようとすると恥骨の左側から鼠径《そけい》部にかけて激痛が走り、左足に体重をかけられません。病院でのレントゲン撮影で「恥骨結合離開」と診断されましたが、その処置として骨盤にベルトを巻き、様子を見るだけだったといいます。

２か月たっても回復せず、知人の紹介で私の治療室へ来院されました。さっそく重心七軸調整療法を施術したところ、全身の筋、骨格系のバランスがよくなりました。日常生活では骨盤ベルトをしっかりと巻くことで歩行が楽になり、数回の施術で回復しました。

このエピソードで私が強調したいのは、**骨盤がズレたままベルトを巻いても、よい回復は望めない**ということ。重心の要である七つの重心軸を正し、身体が本来持つ生理的バランスを取り戻すことが大切なのです。

「恥骨結合離開」とは、骨盤前面部の恥骨結合という線維性軟骨でできた接合部位が離開（離れる）、ズレることです。妊娠中は「リラキシン」というホルモンの働きによって、骨盤の関節を緩みやすくしている（分娩しやすい）状態です。

妊娠後期になってくると、大きくなった子宮が中から恥骨結合を押し広げるため、妊娠後期でも「恥骨結合離開」が起こります。特に大きな胎児を分娩する場合、あるいは分娩後の歩き始めに片足に体重を強くかけた場合に起きることもあるようです。産後の無理は絶対に禁物です。

昔から出産後の回復期を「産後の肥立ち」と呼んでいます。回復が順調であれば「産後の肥立ちがよい」と言います。それは骨盤の正しい位置への回復、すなわち子宮の回復がよいと同じ意味に捉えてもいいでしょう。

先人は、**産後3か月は決して無理をしないように**と教えていました。無理して体を壊す（骨盤がズレたままでいると）一生その不調がつきまとうからです。

女性は産後に健康で美しくなる人、反対に老け込んだり病気がちになったりする人がいますが、両者の違いは骨盤の戻りが正しいかどうかにかかってくるのです。

■産前産後の横座りは骨盤をくるわす

出産に関連して骨盤のズレが大きくなると、仙腸関節や恥骨部の痛みのために歩行障害を起こす人もいます。「恥骨結合離開」という症状に陥り、歩けなくなることもめずらしくありません。このような場合、レントゲン写真ですぐに分かります。

骨盤の寛骨臼《かんこつきゅう》は大腿骨頭の受け皿であり連結部ですので、当然股関節と骨盤の関係はとても密接です。

産前産後の骨盤調整はとても重要なのに、あまり知られていません。特に、**妊婦さんの横座りは要注意**。私は妊娠初期から体のくるいが起きないように、月1回のメンテナンスをすすめています。ついでに出産予定日の1週間前になったら、来院されている妊婦さんには安産の鍼（円皮鍼＝皮膚鍼）をします。これが非常に効果的で、多くの方々から「楽にお産ができた」と好評をいただいています。

■お尻の骨（坐骨）に均等に座ろう

股関節の項（92ページ）、「お尻の骨『仙骨』を立てて座る」の項（166ページ）と重なりますが、骨盤の偏位形態は「座りグセ」と最も関連が深いものです。

床や畳でくつろぐ時、無意識のうちに横座りをしている方は多いでしょう。一定の時間ごとに左右の向きを変えればまだよいのですが、ほとんどの人は「座りグセ」から一定方向だけの横座りをしているはずです。

例えば、右側に足を出す人はずっとそのままの状態を保ち続け、この場合、左坐骨に重心が偏り、左の骨盤が偏位しやすくなります。ということで、安易な横座りは避けるべきでしょう。

座る時の姿勢はとても重要です。しっかり**仙骨を立てて、左右の坐骨に偏りなく均等に座ることが大切**です。

どちらかの足を上に組んで座る行為も、腰椎《ようつい》が後弯《こうわん》し、腰痛や腰曲がりの原因となるので注意しましょう。「正しい座り方講座」の項（166、172ページ）に目を通していただければ幸いです。

多くの人は重心の偏る側に耐久力の低下が起こります。腰痛や股関節の痛みなども重心の偏る側に多く発生しますが、これは、重心の偏った側の筋肉は緊張を強いられることが多く、疲労が蓄積してしまうからです。

坐骨の重心の偏りは、同側の股関節をくるわせ、下肢へも異常を起こします。骨盤（座位軸）のくるいはそこだけにとどまらず、「立位軸」のくるいと同様に背骨をはじめ、全身に歪みの連鎖を生じさせます。

また、骨盤中心部にある仙骨は後頭骨との相関性も深く、自律神経系の調整に関係するほか、骨盤内臓や下肢のエネルギーシステムに関係する重要な部位でもあります。

(4) 手関節（手首軸）

手首の関節や肩関節は体幹にぶら下がっているため、直接体重を支えている部位ではありませんが、人間の赤ちゃんを例に考えてみると、赤ちゃんはハイハイをしながら四つ脚で動き回ります。

この時期は二足歩行のため手と脚をトレーニングする準備期間で、さらに小脳を発達させるための重要な期間でもあり、後々の運動能力や平衡バランスに関連してきます。

一般的に、人間の体重は「立位軸」と「座位軸」だけによって支えられているように思われがちです。しかし、私の長年にわたる治療経験上、**手首のくるいは肘関節や肩関節をはじめ、肩背部を経由して頸椎《けいつい》を上り、頭蓋骨の縫合や顎《がく》関節まで連鎖する**ことが多々あります。場合により「子宮の位置異常からくる腰痛」は、Ｏ‐リングテストをするとほとんどが手首にリセット（調整）部位が出てきます。

■手首の周りには重要なツボがいっぱい

日本鍼灸史上で「鍼灸の巨星」と言われた澤田健先生（１８７７〜１９３８年）は、かって、手首のツボを用いて子宮の位置異常を治していたと言われています。

また、仙台市の医学博士で操体法の創始者、橋本敬三先生（1897〜1993年）は、著書「からだの設計にミスはない」（1978年、柏樹社発行）の中で、「人間の身体のつくりは『四つ足機構』になっており、手と足は全身に影響し、背骨をはじめ体を支える屋台骨である」と明言しています。おそらく人間は、動物という発生学的進化の中において、今でも四つ足機構の「原始感覚機能」が脳の中に残っているのでしょう。私も施術を通して橋本先生の理論がよく理解できます。

子宮の位置異常（後屈が多い）は腰痛、生理痛、婦人科の不調、下肢の冷えなどに関係しています。手首の関節の周りには、足首と同じように、**全身のエネルギーシステムに関係する要穴（重要なツボ）が多く集まっています**。重心七軸調整療法では手首付近にある関節のうち、主に12か所の中から調整部位を選択して調整します。

(5) 肩関節（肩関節軸）

赤ちゃんのハイハイは四つ足ですが、前足は肩関節、後ろ脚は股関節で体幹部を支えています。肩の動きは特に肩背部や頸椎《けいつい》に連結していますので、肩が故障すると即、頸椎《けいつい》、肩背部、鎖《さ》骨、腕の故障となって現れます。

大人も、肩関節は手指や腕の使いすぎによっても異常を起こします。例えば、パソコン操作などの疲労から頸椎《けいつい》のくるい（ズレ）が生じ、頭痛、頸肩腕《けいけんわん》の痛みなどを起こしやすく（頸肩腕《けいけんわん》症候）、ひどいケースでは頸椎《けいつい》ヘルニアを起こす人もいます。

■四十肩と五十肩の違いは？

肩関節は、肩甲骨、鎖《さ》骨、上腕骨の３つの骨で構成されていますが、それを取り巻く筋肉群によって機能しています。

肩関節のくるいは主に肩鎖《けんさ》関節のズレに起因した痛みが多いのですが、50歳前後になると「肩を動かすのも痛くてつらい」という異常な症状が現れることもめずらしくありません。これが五十肩です。ちなみに、四十肩も五十肩も同じ症状で、ただ年齢的な違いでそう呼んでいるだけです。

45歳を過ぎると男女ともにホルモンのバランスが崩れ始めます。これは更年期の一環として出てくるもので、肩鎖《けんさ》関節のくるいとは別ものです。

肩鎖《けんさ》関節のくるいによる痛みはすぐに治りますが、五十肩の場合、そう簡単には治りません。少なくても完治まで、どんなに頑張っても半年、長い場合は1年以上も治療期間が必要です。

■姿勢が悪いと軽い酸欠状態になる

肩関節（肩鎖《けんさ》関節）のズレによる痛みの多くは、手首を調整することによって治すことが可能です。

肩関節は三角筋をはじめ、僧帽筋、肩甲挙筋、菱形筋《りょうけい》、大胸筋、胸鎖乳突筋などと直接的に関連していますから、肩関節のくるいは肩こりをはじめ連鎖的に全身に影響を与えていきます。

脳は人体最大の「酸素消費者」であることは別の項でも述べていますが、猫背になりやすい人は背筋群の筋力低下から、背中が丸くなって肩関節が前方に巻き込みやすくなり、呼吸が浅くなります。そのため、脳への酸素供給量が低下し、脳が軽い酸欠状態になります。そうなると思考力が低下し、無気力を招き、ひいては認知症予備軍の仲間入りとなってしまいます。

また呼吸が浅くなると、肺の中に常に汚れた空気が多く残ってしまいます。そうなると肺の機能は徐々に低下して、健康によくないことは言うまでもありません。

高齢者が肺炎を起こしやすいのは、今述べたような姿勢不良からくる肺機能低下をはじめとする、嚥下《えんげ》筋の弱りなどが大きな原因なのです。

(6) 顎《がく》関節（顎《がく》関節軸）

歯やあごの働きをひと言で述べると、「食べること」「話すこと」です。それは人間が生きていくために必要不可欠な「基本中の基本」と言えるでしょう。

あご（顎《がく》関節）には、さらに大変複雑な機能が内蔵されています。それは全身のバランサーとしての役割です。

あごと全身の関係についての医学的な研究は、いまだ大学の専門機関でも本格的に取り扱われることなく、今日に至っています。

最近、**噛み合わせや顎《がく》関節症が、さまざまな全身の不定愁訴と関わっている**ことに一部の歯科医師らが気づきはじめ、いろいろな角度から研究されるようになりました。これは大変意味のある研究だと思います。

実は、私も一治療家として25年以上も前から**顎《がく》関節や歯の異常が全身に関連していること**に気がつき、一部の歯科医師の先生方と取り組んできました。

重心七軸調整療法としての「顎《がく》関節軸」の捉え方ですが、この部位は歯科医療との関連が深く、歯科の先生方との連携も視野に入れなければ解決しないケースも少なくありません。見逃すことのできない重要な部位なのです。

■あごの異常は自律神経のバランスを崩す

顎《がく》関節をはじめ**口腔《こうくう》系の異常は、上部頸椎《けいつい》（第一頸椎《けいつい》、第二頸椎《けいつい》）の偏位（ズレ）を起こし、時折後頭骨まで達する**こともあります。上部頸椎《けいつい》がズレると、二次的な連鎖として自律神経のバランスを崩したり背骨全体に「歪みの連鎖」を生じさせたりします。ひいては、脳からの神経エネルギー（生命エネルギー）の伝達に妨害を与えるのです。

顎《がく》関節がいろいろな理由で偏位（ズレ）を起こすと、上部頸椎《けいつい》の環軸関節（第一頸椎《けいつい》と第二頸椎《けいつい》の関節）に即連鎖し、頭頸《とうけい》部の生理的位置関係にもズレを起こします。触診に精通すると、この部位の偏位は即分かります。可動域と照らし合わせても症状と一致します。

また顎《がく》関節の偏位にはさまざまな形態があり、後方偏位、前方偏位、上方偏位、下方偏位、内側偏位があります。これらはほとんどが混合して組み合わさっています。

この顎《がく》関節の位置異常は、Ｏ‐リングテストで正確に検出できます。さらに進めて筋肉や靭帯、関節円板（軟骨）の異常まで分かってきます。

顎《がく》関節や歯の噛み合わせのくるいがもたらす、全身への不定愁訴に関する研究で有名な丸山剛郎先生（大阪大学歯学部名誉教授）は、丸山咬合医療の理論的研究の中で「噛み合わせがよくなれば顎《あご》の位置もよくなり、前頭葉への血流が改善される」「血行改善により副腎皮質系の活性化が起こり、免疫系が高まって風邪もひきにくくなる」「顎《がく》関節のズレを治し、前頭眼窩《がんか》皮質の血行をよくしてやると、うつ病をはじめとする、感情的な不調が改善されていく」などと述べています。

■有能な歯科医との連系が必要

顎《がく》関節症でも軽症者や初期的な機能的障害の方の場合、重心七軸調整療法による手技的施術法でよくなる可能性が高いです。

一方、一筋縄でいかないのが重度な顎《がく》関節症です。例えば、就眠中に歯を強く食いしばりながら寝ている方は要注意。これは「就眠時噛み締め」といい、精神的な強いストレスが背景にあるようです。

ひどい顎《がく》関節症のほか、入れ歯（部分入れ歯を含む）の不適合、片側咀嚼癖《そしゃくぐせ》（歯の欠損などによる片噛みグセ）、噛み締めや食いしばりなどで明らかにあごの器質的異常（軟骨がズレて壊れる、または変形性顎《がく》関節）が原因で全身に悪影響を与えている患者さんの場合、高い感性を持った「有能な歯科医」と連携して治療しなければならないケースも多々あります。

■歯科医の技術レベルには個人差がある

前述のとおり、あごや噛み合わせの異常は上部頸椎《けいつい》に連鎖して、全身に症状を現すことがありますが、一般の歯科医には理解されにくく、なかなか対応してもらえません。

ましてやメディカルの医療関係者はこれに全く気がついていない方々ばかり。ですから患者さんから症状を訴えられても適確な対応ができず、「原因不明」として対症療法しか行なわないわけで、決して解決には至りません。患者さんは自分自身の不調の原因がつかめないため、行き場を失ってしまっているというのが実情です。

　また下手な歯科医療や歯列矯正によって、かえってあごの機能を悪くしているケースもありますので注意が必要です。どのような内容の歯科治療であっても、後々あごの位置がくるってしまうような拙劣な治療でよいはずがありません。

　一般的な歯科医の中に、あごのくるいを確認しながら歯の治療を行なっている医師はどれほどいるでしょう？　おそらく、とても少ないのではないかと思います。**あごの位置がくるったまま新しく歯をかぶせると、ますます位置が悪くなります。**場合によって、不適切な歯の矯正治療が原因で体に不調を来たす患者さんもいます。

　合わない金属を歯に詰められたことで、全身に悪影響を与えてしまう場合もあります。そのような不手際を防ぐため、その金属が適合しているかどうかＯ‐リングテストで見分ける必要があります。

　歯科医の藤井佳朗先生（歯学博士）は、２０１５年に東京大学で行なわれた第24回Ｏ‐リングテスト医学会において、インプラントや歯科用の金属あるいは骨折時に用いる金具と電磁波の関係が、四肢の関節の可動域を低下させて股関節に痛みなどを起こし、歩行障害の原因となっている患者さんの症例を動画を用いて発表されました。これは素晴らしい貴重な研究と言えます。

「自然治癒力を呼び起こせ」の項（63ページ）でも述べましたが、大学の医学的な研究機関で、このような問題に対して積極的かつ具体的に取り組んでいるという研究者の話はあまり聞き及びません。その理由は、統合性を失った医学の分断化や、細分化思考がもたらした弊害なのかもしれません。

これからの時代、歯科医師は「歯しか診ない」という従来の診療体系ではよくありません。**あご、口腔《こうくう》系の問題をもっと包括的に捉え、身体の統合性を重視した観点から患者さんを診ていく必要があります。**

■あごの異常は神経を通じて脳幹に伝えられる

前述のとおり、あごや歯の噛み合わせなどが悪い人は、肩こりをはじめ、首の痛みや腰の痛み、頭痛、めまいなど、さまざまな不定愁訴を持っています。

あご、口腔《こうくう》系に関する神経支配は、三叉《さんさ》神経が最も深く関与していることが医学的にも知られています。

三叉《さんさ》神経の中枢は脳幹部にありますが、顎《がく》関節や口腔《こうくう》内で発生したトラブルは、末端部の神経受容器によりキャッチされ、その異常信号は求心性に中枢部である脳幹にインプットされていきます。そして脳幹はその異常な情報に対して、遠心性（全身）にアウトプットしていきます。

その結果、関連部位の筋肉や骨格に異常な緊張が起きてくるというわけで、脳と全身の関係から見ますと、以上のようなプロセスが想定されます。

このような関係は、中枢部と末端部の関係に置き換えられますが、体の情報というものは常に末端部から中枢部へ、そして中枢部から全身へとアウトプットされていますので、その症状に対応する末端部（重心七軸）へのアジャストメント（調整刺激）の意味は「脳に治すためのスイッチ」を入れるために行なうものなのです。

アジャストメントの結果、顎《がく》関節の位置が正されますので、そこから脳へインプットされていた異常信号も消えていき、症状が軽減していくというわけです。

治療の現場では、さまざまな知識と経験をもとに、治すためのアプローチを試み、成功例を積み重ねていくのと同時に、それをつなげるための理論体系の構築も大切です。

体の痛みやしびれなどの苦痛の多くは、実のところ、体構造の歪みやズレ、神経圧迫と言われる重力上における力学的アンバランスの結果起きている現象と言っても過言ではありません。

■顎《がく》関節をよくすると瞬時に症状が変わる

私が治療を行なう場合、痛みのある人には、まず、その患部に痛みが起きる形を取ってもらいます。その痛みは本人が日頃からつらいと自覚している部位なので、痛みの再現はその動きをとってもらうとよく分かるのです。ちなみに、動きの中から診断するので、これを**「動診」**と言います。

次に顎《がく》関節をよくする部位を、重心七軸の中から選出して調整すると、あごの位置が生理的位置に近づき、噛み合わせが変わります。

同時に、**上部頸椎《けいつい》の偏位にも瞬間的に変化が起こり、結果的に起きていた首の痛みや腰痛、股関節痛などが一気に改善する**という事実が、その相関性を証明しています。これがあご、口腔《こうくう》系、上部頸椎《けいつい》、脳、全身との関連ルートです。

■噛み合わせが悪いとあごがズレやすい

一方、いくら重心七軸調整療法で顎《がく》関節を生理的位置に治しても、現状の噛み合わせがよくなければ、数週間後、**日常生活で1日何千回と噛んでいるうちに、あごがまたズレてしまいます**。その場合、顎《がく》関節の位置がくるわないように歯科医の先生にスプリントなど、何らかの手を打ってもらう必要性が出てきます。特に就眠時噛み締め症の人は、就眠時のスプリントは欠かせません。

中には歯列矯正を含め、咬合再編成が必要なくらい噛み合わせが悪い人もいますので、感性の高い歯科医に恵まれないと大変です。

■あごの研究はもっとなされるべき

本書では一貫して「人体の統合性」について述べてきました。あご、口腔《こうくう》系の異常はすでに述べたように、整形外科の領域である首、肩、背中、腰、股関節、膝、足首などの関節部や筋肉の痛みを伴う疾患をはじめ、精神的な領域にまで波及するおそれがあるものの、その実態については一般的にあまり知られていません。不定愁訴の中に、あごや噛み合わせの異常が原因になっている場合が多々あるにもかかわらず、です。

私が診た患者さんの中には、あちこちの病院を回ったあげく、最終的に心療内科や精神科に回された人もいました（中にはごくわずか、そちらの科が適切な方もいました）。

重複しますが、あごや歯はそこだけに留まらず、全身に関わっています。

逆もまた真なりで「立位軸」「座位軸」「股関節軸」「手首軸」「肩関節軸」「上部頸椎《けいつい》軸」

などの関連部位の調整によって、顎《がく》関節の位置がよくなることも少なくありません。

顎《がく》関節に器質的な問題を抱えている患者さんに対して全身のバランスを整えれば、歯科医の先生方のアプローチも事実上やりやすくなるのです。全身のバランスがよくなると顎《がく》関節のバランスもよくなります。本来の正しい噛み合わせとは、顎《がく》関節の位置を生理的位置に正し、そこから求めるべきでしょう。

身体はトータル的なバランスで成り立っており、あごもまた体のいろいろな部位からの影響を受けています。これからの時代の歯科医療は、あごのバランスをくるわせないための、統合性を重要視した歯科医療が求められるのです。

今後このような問題を解決すべく、1日も早く大学などに専門の研究機関を設置し、研究解明をしていくべきです。そして**歯学も医学も分断された教育を変革して、重心のバランスを含めた身体の統合性を基礎とする教育の流れを再構築すべき**です。

■顎《がく》関節はどこにある？

あごの関節は耳孔の前方約1横指（約1・5センチメートル）のところにあります。ここに両手の中指の先を互いに当てて、ゆっくり大きく口を開けてみてください。下顎《かがく》の関節部の骨が前方に動いていくのが分かると思います。そこが顎《がく》関節です。あごの関節部は、側頭骨にある「下顎窩《かがくか》」と呼ばれるくぼみと、下顎骨《かがくこつ》の「下顎頭《かがくとう》」と呼ばれる突起部によって構成されており、下顎窩《かがくか》と下顎頭《かがくとう》の間には「関節円板」と呼ばれる小さな軟骨が介在しています。

この円板は口を開ける時に下顎骨《かがくこつ》が回転かつ滑走するという複合的な動きをするのですが、この時に関節円板がキャスターのような動きをして下顎頭《かがくとう》がスムーズに動くのを助けているのです。

■顎《がく》関節症の原因はさまざま

また顎《がく》関節の特殊性として、人間の関節の中で唯一左右にまたがって機能する関節であり、左右一対となって協調して動くことによりその役目を果たしているということが言えます。したがって、左右のバランスが崩れることはよくありません。

顎《がく》関節症は、噛み合わせの異常のほか、強い噛み締めや食いしばり、不適切な歯列矯正、片側咀嚼《そしゃく》（片噛み）、長時間の頬づえ、歯科での長時間の開口、硬い物の噛みすぎ、事故などによる外傷や打撲などの**直接的なダメージがその原因**となります。

■顎《がく》関節症は圧倒的に女性が多い

顎《がく》関節症は統計上女性に多いのが特徴です。

理由は、関節を支えている結合部の靭帯が、男性より弱くて伸びやすいため、噛み締めや食いしばりなどの負担や外力により、関節円板がズレやすいとも言われています。

中でも就眠時における無意識下の噛み締めや食いしばりによる顎《がく》関節症は、意識的な改善が難しいため、歯科医の先生にナイトガードのスプリントをつくってもらう必要があります。そのスプリントも合わないといい結果が望めませんので、上手な歯科医を見つけなければいけません。

ちなみに、**就寝時の歯ぎしりは、日本人の二人に一人が行なっていると言われる**現象で、「異常」と呼べるものではありません。歯を多少すり減らすことになりますが、生理的な現象と捉えるべきでしょう。

なお、就眠時に無意識下で行なわれる「食いしばり症」は体重の約1・5倍もの力が働いています。例えば体重50キログラムの人なら約75キログラムの力で噛んでいるということ。噛み締めの強い側の顎《がく》関節は、軟骨をはじめ靭帯などが壊れていくので要注意です。

ちなみにプロゴルファーの石川遼選手は、意識下での最大咬合力が200キログラムもあるそうです。これは瞬発的な咬合力を計測した数値で、一般的に咬合力が強いと言われるアスリートならでは。一般人の場合、意識下での最大咬合力は、体重に比例すると言われています。

■顎《がく》関節の症状をチェックしよう

最後に、顎《がく》関節の症状をまとめておきますので、チェックしてみましょう。

①口の開閉時にあごが痛い。

②口を開ける時にカクン、またはバキン、ジャリジャリと音がする。

③口を大きく開けられない。（正常開口幅は、中指、薬指、小指の３横指を縦幅にして指の中央部まで入る。

①～③は顎《がく》関節症の３大特徴と言われますが、このほかにも、頭痛、首や肩背部の痛み、目や耳の痛み、耳閉感、めまい、フラフラ感、腰痛、股関節の痛み、膝の痛み、足の甲などの痛み、噛み位置の不安定などさまざまな症状となって現れます。

さらには、全身的な脱力感、集中力の低下、食欲不振を招いたり、疲れやすい、姿勢が悪くなる、情緒不安定になるといった症状をひきおこしたり、とても複雑です。

(7) 上部頸椎《けいつい》(第一頸椎《けいつい》、第二頸椎《けいつい》)

上部頸椎《けいつい》(第一頸椎《けいつい》、第二頸椎《けいつい》)は、背骨の最上部に位置し、頭(脳)と身体(脊髄《せきずい》)をつなぐ重要な部分です。ここには全身のエネルギー伝達のメインスイッチとしての役割があります。「脳から全身への出口」であり、「全身から脳への入り口」でもあります。

また、顎《がく》関節や噛み合わせの異常なども「シーソー関係」として、直接的に上部頸椎《けいつい》に影響するため、見逃せない最重要部位です。ここがズレると身体の重心軸がくるうため、背骨全体にアンバランスが起きやすくなり健康によくありません。

【第一頸椎《けいつい》】

「環椎《かんつい》」とも呼ばれ、成人で6キログラム以上の重い頭を支えています。その重い頭部を環椎《かんつい》の「上関節窩《か》」と呼ばれる受け皿の部分で支えています。

およそボーリングの球と同じくらい重い頭を支える部位（上関節窩）は驚くほど狭く、手の爪ほどの面積しかありません。さらなる特徴として、第一頸椎《けいつい》の上下には、背骨の中でも唯一、ここだけ椎間板《ついかんばん》が一切ありません。（椎間板《ついかんばん》という軟骨は第二頸椎《けいつい》以下、第五腰椎《ようつい》に至るまで23椎間《ついかん》すべてに存在しています）

【第二頸椎《けいつい》】

「軸椎《じくつい》」とも呼ばれ、軸椎《じくつい》の中心にある歯突起《しとっき》と呼ばれる突起が、第一頸椎《けいつい》（環椎《かんつい》）の輪の中に入り込んで、「環軸関節」を構成しています。

この関節（環軸関節）は、背骨の中で最も特殊な構造をしています。ここに上部頸椎《けいつい》が全身に影響する秘密が隠されています。

人が右を見たり左を見たりすることを「首の回旋」といいますが、実は、この動きの中心は環軸関節で主に行なわれているのです。ですから首の寝違いなどで首が回らない場合「環軸関節」にトラブル（偏位）が起きている可能性が高いです。

上部頸椎《けいつい》は生命中枢と言われる脳幹部の最も下部にある「延髄《えんずい》」に近いため、**上部頸椎《けいつい》がズレるということは、頭部をはじめ全身に悪影響を与えてしまいます。**

るのです。

■人間は「心の動物」

アメリカのカイロプラクティックの世界では、上部頸椎《けいつい》しか取り扱わないという学派もあります。この学派は、上部頸椎《けいつい》こそ多くの病気の原因になっているとまで言い切っているのです。

実は、私もこの部位の治療の素晴らしさにのめり込み、専門的に追求した時期がありました。それが高じて1990年、上部頸椎《けいつい》の本場アメリカで親子2代にわたり上部頸椎《けいつい》だけを専門に研究してきたスペシャリスト、ドクター・ダフ（Dr.Duff）のセミナーを受講するため、短期間ではありますがアメリカのロサンゼルスへ行きました。

確かに上部頸椎《けいつい》のアジャストメント（調整）だけで、体のさまざまな不調がよくなる人もいますが、人の体はとても複雑です。ここだけでよしとせず、**さまざまな角度からその人の病気の原因を探ることがとても大切**です。

私は重心七軸調整療法という調整理論に至るまでの過程において、各種整体療法、鍼灸などの物理療法をはじめ、人の心の世界から起きる病気なども追求しています。

人という生き物は、第一に心の動物です。「心にも栄養」が必要です。また、肉体を養うためには「食事＝栄養」が大切です。そして人は、重力上において「肉体」を動かしながら生活しています。結局**人間は「心のバランス」「体のバランス」「栄養のバランス」がうまく調和していることに尽きる**のです。

■パソコンやスマホは新たな現代病を生む

パソコンやスマホは、今や社会から切り離せない必需品となりました。それはそれでよいのですが、パソコンやスマホを操作している人の姿勢を観察すると、たいてい頭部が前に行きすぎて、姿勢が悪くなっています。これは大いに問題です。

頭の重さは成人で６キログラム以上あり、頸椎《けいつい》が軽く前弯《ぜんわん》することで７つの椎骨《ついこつ》がその重さをそれぞれ分担しているわけですが、長時間にわたり前傾姿勢をとっていると後頸筋《こうけいきん》群が持続的緊張から慢性的に疲労します。

生体力学的には、重さ６キログラムの頭部が垂直軸より前方に20度傾斜すると、その３倍、つまり18キログラム以上の力が後頸筋《こうけいきん》群にかかると言われています。上部頸椎《けいつい》がくるうとさまざまなところに連鎖連動し、後頭部や首、肩の痛み、眼精疲労、めまい、ストレートネック（１２８ページ参照）、頸椎《けいつい》ヘルニア、腰痛などの症状に陥りやすくなるのです。

パソコン、スマホ社会の発展に比例するかのごとく、近年、第一頸椎《けいつい》の前後バランスの異常者も増えてきていることから、社会が生み出す現代病が懸念されます。

欧米では、**椅子《いす》に座ったまま長時間パソコンに向かう行為は健康によくない**と研究者によって発表されており、パソコン業務は立ち机（スタンディングディスク）で行なわれるようになってきました。立ち机の利用は、座って行なう作業と比べて首などへの負担が軽減するため、健康的で仕事の効率も上がると言われています。その点、日本は遅れていると言わざるを得ないでしょう。いまだに**悪い姿勢で仕事をしている人が多く、上部頸椎《けいつい》のズレている人がいっぱい**です。

■パソコン操作は立って行なうべし

パソコンについてもう少し言うと、パソコンが一般的に普及された当初は「電磁波が体によくない」ということで、電磁波をカットするエプロンの着用指導がなされていましたが、最近は電磁波など気にせず1日何時間もパソコンに向かっている人ばかりです。

さらに近年、パソコンやスマホをはじめとする液晶画面から出るブルーライトという光が、脳を刺激し、目の障害をはじめ睡眠障害、精神疲労など健康にさまざまな悪影響を与えることも懸念されています。

これらは十分に注意すべきことですが、電磁波バリアーの商品やブルーライトをカットするメガネなどを用いれば簡単に対応できます。

一方、前述の頸椎《けいつい》に関する異常（頸肩腕《けいけんわん》症候群や頸椎椎間板《けいついついかんばん》ヘルニアなど）の予防法については、そう簡単にいきません。

パソコンに向かっている時に正しい姿勢を保つ対策として、

①画面の位置を高くする

②１時間以上継続せず50分間ごとに５〜10分間程度休憩する（歩く、遠くを見る、ストレッチを行なうなど）

ことが大切なのですが、なかなか理想どおりにはいきません。究極の予防策は、欧米のように立ったままパソコン操作を行なうことです。

立ってパソコンを操作する場合、首が前傾しないよう視線の高さに画面を合わせるのが重要です。例えばホームセンターなどで売っている衣装ケースのような安定する器材を用い、自分に合った高さに調整して、操作することをおすすめします（ただし、この方法はノートパソコンに限る）。

スタンディングデスクは一部の外資系企業で実践されていますが、体によく、仕事がはかどると評判です。ただし同一姿勢で50分間以上続けないことが肝要です。

■ストレートネックを防ぐ眉心《びしん》法

近年パソコンやスマホのやりすぎによって増えているストレートネックとは、どのような症状でしょうか？　下の写真を見てください。左下のように、頸椎《けいつい》は本来に軽く前弯《ぜんわん》しているのが理想的ですが、右のようにストレートネックになっている人の場合、頸椎《けいつい》全体がまっすぐです。

古来中国で生まれた導引法の中に、頭部と首の関節部を正す動作があります。この導引法は、上部頸椎《けいつい》の位置を矯正し、筋肉のバランスをよくする効果がありますので、ストレートネックの予防法として実践してみましょう。

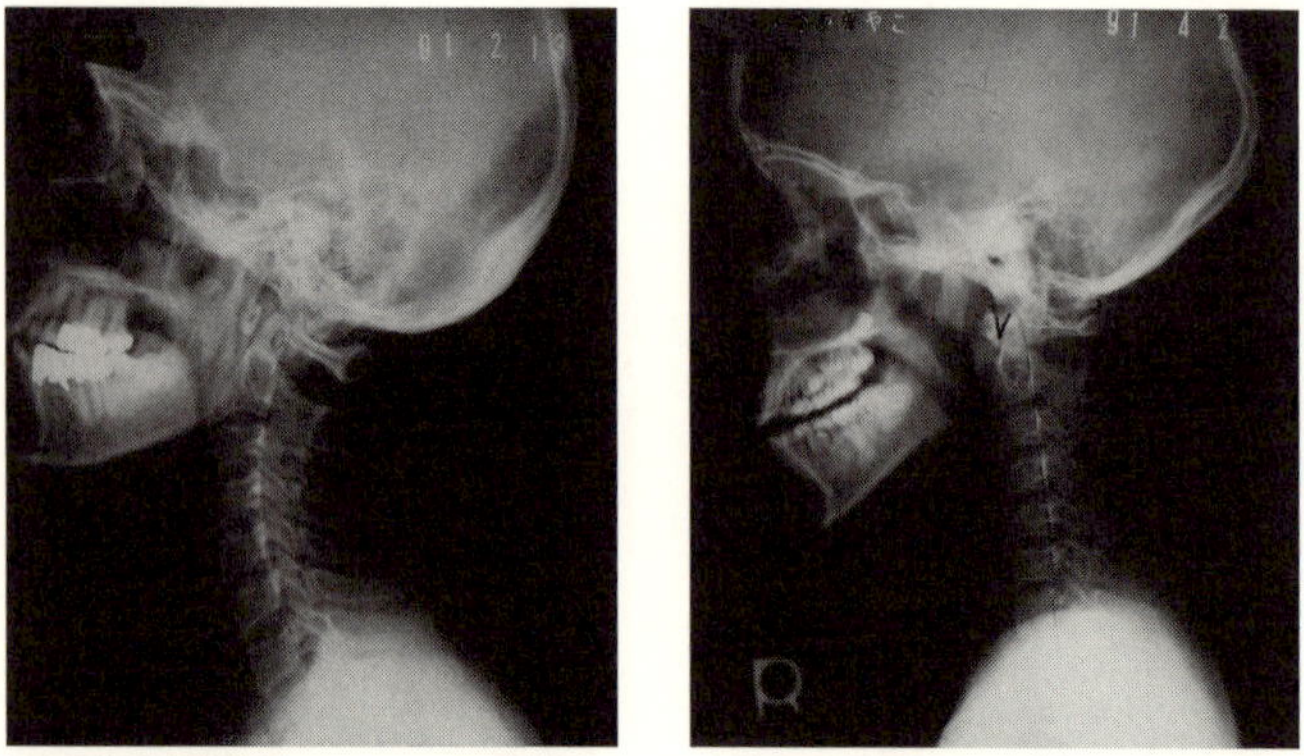

理想的な頸椎（けいつい・左）と、ストレートネック（右）を比較したレントゲン写真

【眉心《びしん》法のやり方】
①背すじを自然に伸ばして座る。
②両手であごを支え、息を鼻から8分目ほど吸う。
③息を口から吐き出しながらあごを天井に向けて伸ばす（5〜6秒間かけて伸ばし切ると同時に息を吐き切る）。この時、肛門を軽く締めながら尾てい骨から背骨、あごへと1本の線をイメージする。
④息を吸いながらあごをもとに戻す。

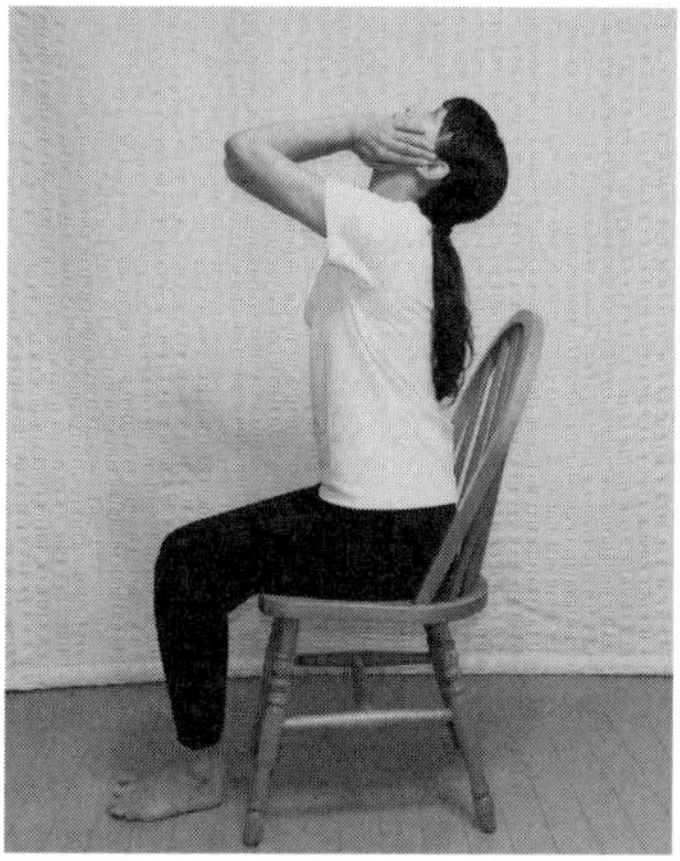

②と③を5回ほど繰り返し、これを1日3セット行なうとよいでしょう。

実際にこの方法を取り入れている私の患者さんがいます。頚椎《けいつい》ヘルニアを患っていた方で、かつては治療を施して2週間ほど過ぎると、日常生活における姿勢の悪さから頚椎《けいつい》ヘルニアや腰痛が再発するという状態でした。

ところが眉心《びしん》法、そして立った状態でのパソコン操作を行なうようになってから体調の崩れがなくなり、経過も非常に良好です。

環境が許す方は、ぜひ試してみてください。

なお、第一頸椎《けいつい》の偏位形態は左6種、右6種で計12種類のくるいがあり、第二頸椎《けいつい》の偏位形態は左3種、右3種で計6種類のくるいがあります。上部頸椎《けいつい》の偏位（ズレ）の原因は、交通事故や転倒、打撲、過労、枕の不適合、顎口腔《がくこうくう》系の異常以外は、ほとんどが「姿勢の不良」に起因することを覚えておきましょう。

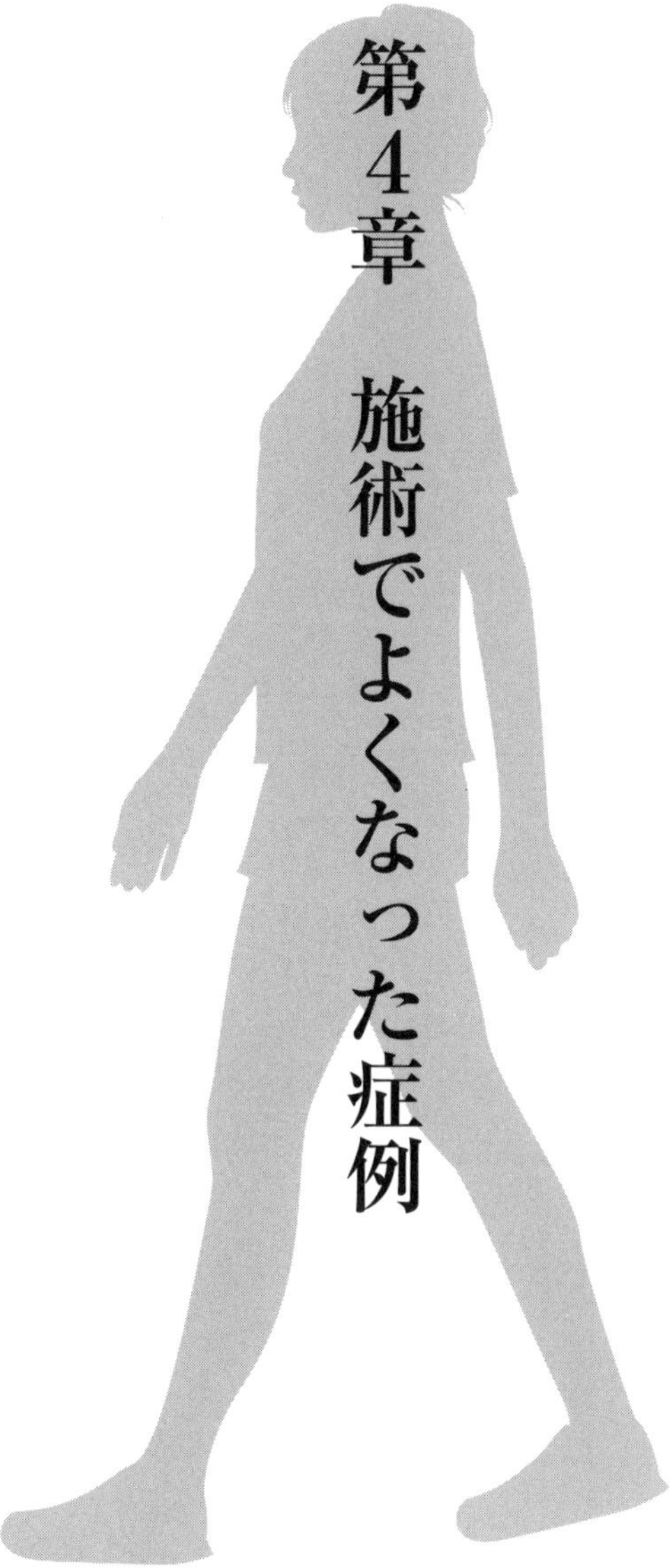

第4章　施術でよくなった症例

重心七軸調整療法「体験者の声」

重心七軸調整療法は、現代医学のような細分化された病名診断の上に成り立つ治療法ではありません。生命（神経）エネルギーの伝達、自然治癒力の活性化の妨げになるものを排除することを目的とした治療法です。

この章では、過去に私が施術した重心七軸調整療法によって体調が回復、改善した患者さんの症例を記しています。あくまでも**患者さんがつらいと訴えた症状に対して「治癒した」、あるいは「改善した」ことによって、患者さんの生活の質（ＱＯＬ）が明らかに向上した症例をそのまま掲載**しています。

多くの患者さんの症状を見ると、現代医学的に診断名がつくものもあれば、原因がよく分からない不定愁訴もあります。

前述したように、重心七軸調整療法の最大の特徴は、患者さんの持つ自然治癒力を活性化させること。そして私の役目は、重心七軸調整療法の理論に基ずき、患者さんの体調不良を回復、改善させること――例えば重心軸のアンバランス、筋肉・骨格系・内臓などのエネルギーの低下、あるいは妨害している原因を見つけ、施術によってそれらを排除し、自然治癒力を活性化させることで、患者さんの健康と幸せに貢献するということです。したがって、主役は常に患者さんの持つ「先天的知能＝生命エネルギー＝自然治癒力」なのです。

まず、以下のとおり私が施術した患者さんの症例を部位ごとに記します。あてはまる症状があるかどうか、確認してみてください。

【頭部・首】

頭痛、頭が重い、スマホやパソコンを操作すると後頭部が痛くなる、交通事故後に朝起きると体のあちこちが痛む、頭を振ると頭の芯が痛む、低気圧が来ると頭が痛む、ムチ打ち症で頭が蓋をかぶったように締めつけられる、頭がフワフワする、目の奥が痛い、ドライアイで目が渋い、顔面神経麻痺《まひ》、三叉《さんさ》神経痛、めまい、耳鳴り、音が右の耳だけ異常に響く、耳の痛み、耳がプッとふさがり聞こえにくい、滲出性中耳炎、風邪をひくとすぐ中耳炎になる、大後頭神経痛、頭部帯状疱疹《ほうしん》の後遺症の神経痛で夜も眠れない、耳の聞こえが悪い、原因不明の歯の痛み、歯茎が腫《は》れやすい、歯が浮いてものが噛みにくい、口内炎ができやすい、口が指１本分しか開かない、口を開けると音がする、口を開ける時にあごが痛い、蓄膿《ちくのう》症で前頭部が痛い、鼻がつまる、嗅覚が鈍い、匂いを感じない、風邪をひいてから味覚が鈍い、片側からだけ鼻血が出る、交通事故後に左の鼻だけ詰まる、鼻をかむと耳が痛くなる、扁桃《へんとう》腺が腫《は》れやすい、のどがイガイガする、のどが痛くなるとすぐに熱を出す、毎月生理の直後に扁桃《へんとう》炎になり高熱を出す、いつも首が痛い、寝違いを起こしやすい、下を向くと後頭部から側頭部までが痛くなる、上を向くと首肩腕に痛みやしびれが出る、首の痛みが後頭部まで響く、首の付け根から側頭部にかけて痛む、右下の親知らずを抜いてから右下の歯茎全体の感覚が2か月戻らない、寝ていると頭に大量の汗をかく、頭のフケが多い、頭部がむくんだようにブユブユする、頭を押すと敏感に痛む部位がある、のぼせやすい、目が充血しやすい、唾液が出にくい、口が渇く、片目だけ涙が出やすい、舌根《ぜっこん》沈下症、眼圧が高い、物が二重に見える、ムチ打ち症で首を痛めてから背中や腰まで痛み視力が急激に落ちた

【肩・背中・腰・胸・腹・肩腕手】

上を向くと背中に痛みが走る、寝返りすると背中に痛みが走る、背中から胸にかけて痛い、肩がこる、肩が抜けるように痛い、四十肩、五十肩、肩が外れやすい、転倒してから服の

脱着時に肩が痛む、肘が痛む、肩がこると歯茎が腫《は》れて痛む、手首が痛む、手首骨折後４か月たつもリハビリ不足で手をはじめ肩肘がうまく動かない、テニス肘、腕の神経痛、帯状疱疹《ほうしん》後の神経痛、深く息を吸うと背骨が痛い、深く息を吸うと胸が痛い、高所より落ちて背骨が苦しい、交通事故後背中が伸びない、尻もちをついてから背中と腰が痛む、背中から胃にかけて帯状に痛い、腰椎《ようつい》ヘルニアで腰から脚に痛みが出る、腰を痛めてから下腹に神経痛が走る、肋骨《ろっこつ》を折ってから慢性肋間《ろっかん》神経痛になった、生理痛で仕事ができない、膀胱《ぼうこう》炎になりやすい、抗生物質を飲んでから腹が張り下痢が続く、片側の母乳の出が悪い、乳腺が詰まりやすい、左右の手の長さが違う、あおむけに寝ると腰が痛くなり目が覚める

【骨盤】

骨盤の歪みのため腰が痛い、骨盤が開いて仙腸関節痛、梨状筋症候群、痔疾（切れ痔、軽度脱肛、軽度いぼ痔）、恥骨痛、出産後歩きにくい、出産してから腰が痛い、子宮後屈で腰が痛い、卵巣に水がたまり下腹が痛い、前立腺炎を起こしやすい、尻もちをついてから尾てい骨が痛む

【股関節・脚・足】

足がむくむ、股関節痛、変形性股関節症、下肢の痛みで足を引きずる、つまずきやすく転びやすい、O脚、X脚、足の外側に重心がかかり靴の外減りがひどい、足にマメができやすい、巻き爪にならなくなった、下腿外側の筋肉が疲れやすく長く歩くと痛む、膝が腫《は》れて痛む、膝の力が突然カクンと抜ける、アキレス腱《けん》が痛む、足首が痛む、足首の捻挫《ねんざ》を起こしやすい、足の冷え、足底筋膜炎で朝特に痛む、夜中にふくらはぎが痙攣《けいれん》し痛くて飛び起きる、水虫、しもやけ、変形性膝関節症、階段の昇降時に膝が痛い、膝が痛くて正座できない、和式トイレにしゃがめない、膝が痛くて伸ばせない、左右の足の長さが違う、外反母趾《ぼし》痛、足の甲が痛い、つま先で立つとふらつく、足の指が痛い

【その他】

冷え性、汗が出ない、低体温、てんかん発作、高熱が出るとひきつけを起こす、疲れやすい、乗り物酔いしやすい、高血圧、低血圧、睡眠障害（寝つきが悪い、眠りが浅くすぐ目を覚ます、夢が多い、4時間以上眠れない）、すぐ風邪をひく、風邪をひくとなかなか治らない、風邪をひくとすぐ気管支炎に移行し夜中にひどくせき込む、喘息《ぜんそく》、食欲が出ない（空腹感

がない）、産後体調がすぐれない、右（左）半身に痛みがある、天候が悪いと古傷が痛む、立ちくらみしやすい、原因不明の蕁麻疹《じんましん》、胃腸が弱い、下痢しやすい、便秘症、胆のう炎になりやすい、ストレスがあるとS字状結腸に炎症が起きる、季節の変わり目になると宙に浮いているような感覚になる（または船に揺られているような感覚になる）、疲れると吐いてしまう、胸部の帯状疱疹《ほうしん》がひどく1か月入院したが痛みが強くて夜も眠れない、心臓の発作が激減したのでニトロを何か月も使っていない、尿量少なくこの先人工透析と言われていたが回復した、38度の原因不明の熱が1か月以上続いていたが施術後に即回復、腎機能（尿量）低下で下肢がむくんでいたが施術後尿量が増え体重が2キログラム減りむくみが消えた

以上、私の患者さんが実際に経験した症状を列記しました。

次ページから、重心七軸調整療法によって体調が回復、改善された患者さんからいただいた手紙と、患者さんの症状に対する私の見解を記します。

■救いの手を見つけた私～F・Mさん（75歳女性）の手紙

半年あまり、肩から腕にかけて夜も寝られないほどひどい痛みが続き、病院では四十肩、五十肩と診断を受けました。

けれどお医者さんは私の体に触るわけでもなく、「腕を回して」「首を倒して、首を横に」などと言うだけ。私に痛みの度合いを聞き、「とりあえず」と痛み止めのクスリを処方されました。

クスリが切れると、また痛みのぶり返し。そのうち、肩や首だけでなく、背中から胸がえぐられるような感覚で痛みはじめ、「これはただごとではない」と大病院の門をたたくことにしました。

ここでも前に行った病院と同じようにレントゲン撮影や血液などの検査を受け、担当医から「首の骨に狭窄《きょうさく》があり、神経が圧迫されているため痛むようです」と細やかに説明を受けました。

しかし、痛みのメカニズムについてはしっかりと理解できたものの、それに対する解決策がよく分かりません。実際、私の体は痛みで悲鳴を上げ続けているのです。

そんな時、知り合いからの紹介で長生堂の重心七軸調整療法とめぐり合うことができました。さっそく齊藤先生の細やかな触診と問診で施術を受けたのですが、その夜、久しぶりに眠ることができたのには本当に驚きました。

今でも信じられませんが、たった3回の施術で、あの地獄のような痛みの日々から解放されたのです。右手の指に少し残っていた「電気が走るような不快感」も知らないうちに治っていました。あの病院めぐりは一体なんだったのでしょうか？

とにかく、痛みのない日々がこんなにありがたいことなのかと、あらためて感謝しながら毎日を楽しんでいる今日この頃です。

【治療室から】

当初Ｆ・Ｍさんは病院の整形外科を受診しましたが、どこもやることは同じで、鎮痛剤を処方されただけ。最初に訪れた病院では五十肩と診断されたそうです。

しかし私が診たところ、五十肩ではなく、下部頸椎《けいつい》に起きたヘルニアを原因とする症状と判明しました。それによって首、肩背部、胸、腕にかけての痛みとしびれが半年も続き、長い間この症状に苦しめられていたのです。相当ひどかったようで、顔もむくみやすく、じっとしていても、常に症状があったそうです。

重心軸をチェックすると、上部頸椎《けいつい》は第一頸椎《けいつい》が左に偏位し、第二頸椎《けいつい》が右に回転するという複雑なくるい方をしていました。さらに、左足首と骨盤の支持力や耐久力が低下し、下半身の左右のバランスが取れていませんでした。

一般的に、腕をめぐる神経は、解剖学的に、頸椎《けいつい》4番から胸椎《きょうつい》1番までの5本の神経が支配しています。

F・Mさんの場合、O-リングテストにおいて、頸椎《けいつい》5〜6番の間と6〜7番の間の2か所に圧縮があることが判明。特に頸椎《けいつい》6〜7番間のヘルニア症状が強く作用していることが分かりました。そのため痛くて、上を向く、右側に顔を向けることができなかったのです。

整形外科の担当医はレントゲンやMRIの画像から異常部位を見つけてくれますが、**痛み止めのクスリを処方するだけでは、このような構造力学的異常は治せません**。

背骨のくるい（偏位）は重心軸のくるいが原因（出発点）となっており、頸椎《けいつい》6番と7番の異常は結果的に起きたもので、症状は二次的です。そのことをF・Mさんに説明したうえで、原因となっている上部頸椎《けいつい》をはじめ左足首、左骨盤の調整をしたわけです。

その結果、1回目の施術で夜眠れるようになり、私もF・Mさんも喜び、ホッと胸をなでおろしました。

その後計4回ほど経過を見ましたが、順調な回復が認められたので「再発防止のため、3か月に1度くらいの頻度でメンテナンスにいらしてください」とお伝えし、様子を見てもらうことにしました。

椎間板《ついかんばん》は、腰だろうが首だろうが、一度を痛めると症状が治っても脊椎《せきつい》のバランスが悪ければ再発しやすいものです。というのも、椎間板《ついかんばん》という軟骨はそもそも再生力が悪いうえ、痛めたことによって耐久力が低下しているからです。

ですから過去に椎間板《ついかんばん》を痛めたことがある人は、例え症状がなくても、最低3か月に1度程度はメンテナンスのため、重心のバランスを調整しておくと安心です。

■先生の施術を受けて人生が変わった～S・Yさん（33歳女性）の手紙

季節の変わり目ですがいかがお過ごしでしょうか？

治療では大変お世話になりありがとうございました。おかげ様で、以前よりとてもよく動けるようになって、活動の幅も広がりました。

（中略）現状について書いてみましたので、よろしくお願いします。

・何度もかかっていた突発性難聴が治った
・食欲が出て、美味しく食べられるようになった（今まで美味しいと感じられなかった）
・首が後ろに曲がるようになった
・めまいや吐き気で起きられないことがなくなった
・10分もできなかったウォーキングが40分以上もできるようになった
・車の振動がいやで運転が難しく遠出ができなかったが、1時間以上乗れるようになった
・布団に入ってすぐに寝られるようになった。
・足が早く温まるようになった（体温35度2分から36度台になった）
・枕をして寝られるようになった
・生理痛がとても軽くなった
・ラジオ体操でできなかったジャンプができるようになった
・消化がよくなり、お腹が空くようになった
・下を向いて書きものをしたり、本を読んだりする姿勢が長く保てるようになった
・シャンプーやドライヤーが楽にできるようになった

これからもまたメンテナンスにうかがいたいと思いますので、どうぞよろしくお願いいたします。

【治療室から】

Ｓ・Ｙさんは、２０１４年4月に初めて重心七軸調整療法の施術を受けました。

４歳の頃、一緒に遊んでいた友だちから後方より馬乗りされ、首が過前屈となり、左脳に軽い出血を起こしました。その後、虚弱体質のようになってしまい、元気に活動できなくなったそうです。

また25歳の頃、温泉でのぼせて倒れ、頭部を打って意識を失いました。

４歳の頃の事故と25歳の頭部打撲が重なり、頸椎《けいつい》をひどく痛めてしまったようです。

私の治療室に来るまで、さまざまな病院や治療院などに通ったそうですが、それほどの効果を得られなかったと言います。

頸椎《けいつい》を何度も痛めたことが、このような結果をもたらしたのでしょう。体のあちこちが不調満載です。

普通の人はこれだけで鬱《うつ》病になってしまいそうですが、Ｓ・Ｙさんの根っからの明るい気性と前向きな生き方が、私の治療方法とうまく噛み合ったのでしょうか。たった2、3回の施術で、70％ほども改善されました。

初診より2か月間は2週間に1度の間隔で診ていましたが、その後は月1回のペースで施術し、右肩上がりに快復していきました。

この症例を見てもお分かりだと思いますが、治療にクスリは一切使っていません。

S・Yさん**ご本人が生まれながらにして携えている「自然治癒力＝自己回復力」を導き出した**だけです。それが、いかに生活の質（QOL）を高めることに結びついているか、そして健康になるといかに人生が楽しくなるかが、よく理解できます。

■甲状腺がん摘出後の味覚障害が治った～O・Eさん（38歳男性）の症例

次は東京にお住まいのO・Eさんです。

初診は2016年12月21日のことでした。主訴は**「10年前に発症した帯状疱疹《ほうしん》の後遺症で左脇腹から背中が痛い」**とのこと。神経痛の後遺症が10年以上も治らず、時折強く痛むので、知人の紹介で私の治療室に来院したと言います。

そのほか、

・２０１５年11月の甲状腺がん摘出後、首がつっぱり上を向けない
・のどの中心が線状にしびれる
・唾液の分泌が悪く、口が乾きやすい
・右坐骨神経
・２０１６年５月の放射線治療後、味覚を失う
・首、肩がこる
・のどで物がつかえる感じがある
・疲れやすくて熟睡できない

などの症状を訴えていました。

味覚障害については、医師から「亜鉛不足」と診断され、亜鉛の処方を受けたものの一向に改善していない様子です。

さっそく、Ｏ‐リングテストを中心に検査してみました。

帯状疱疹《ほうしん》の後遺症は、左第6、第7肋間《ろっかん》神経に沿って現れた神経痛であると判明し、速効性のあるお灸で対応しました。

味覚障害は、両側の舌下腺と顎《がく》下腺のエネルギー低下（マイナス5）が認められました。

これは明らかに、甲状腺の摘出や放射線照射による後遺症です。その結果、唾液分泌が悪くなり、口腔《こうくう》内が乾きやすくなって、味を感じる味蕾《みらい》と呼ばれる器官の再生力が低下していたと推測できました。

そのほか、O-リングテストでは咽頭、喉頭、胸鎖乳突筋、腎臓のエネルギーがかなりのレベルで低下していました。

治療法として、初回は、**重心軸の異常部の調整と腎臓、咽頭喉頭、胸鎖乳突筋、舌下腺、顎下腺《がっか》のエネルギー低下部のリセット調整**を施しました。

すると調整後、すぐに各所に回復の兆しが見られました。施術をしている私が驚いたのは、**その場で唾液が出てきたこと、胸の痛みが半減したこと、体が温まり軽くなったこと**です。

2回目の施術はちょうど1か月後、2017年1月21日です。初回の施術によって、**帯状疱疹《ほうしん》の後遺症の神経痛が3日で消えたこと、唾液の分泌がよくなってきたこと、右坐骨神経痛の痛みが半減したこと、少し味覚が出てきたこと**などを確認し、順調な回復を見せていることに安心しました。

治療は、エネルギー低下部の両側舌下腺と顎下腺のリセット療法です。肋間《ろっかん》神経痛は初回の施術でよくなっていましたが、念のため再度お灸を行ないました。

３回目の施術は、翌2月8日です。前回の施術後、唾液の分泌は安定しており、味覚は正常に戻ったことを確認しました。また、首の異常感、坐骨神経痛その他の症状はすべて消え、「最近よく眠れて絶好調です」と喜んでいらっしゃいました。


【考察】


10年も前に発症した帯状疱疹《ほうしん》の後遺症による神経痛をはじめ、味覚障害など甲状腺がん摘出による付随症状まで治癒したことに、Ｏ・Ｅさんご本人も大変驚いていました。

帯状疱疹《ほうしん》の後遺症は、神経痛という形でいつまでも苦しめられることがあり、経験上お灸が非常によく効きます。この症例も、初回のお灸で10年以上続いた痛みから解放されたケースです。

そのほかの症状である味覚障害が回復したのは、唾液腺（顎下《がっか》腺と舌下腺）が正常になり、味を感じる味蕾《みらい》細胞が再生されたためです。

重心七軸調整療法は、その人が持つ自然治癒力を活性化させるところに最大の特徴があります。重心のバランスがよくなると背骨の配列もよくなり、脳からの神経エネルギーの伝達が回復して治癒力が高まり、そのほかの症状も消えたのです。

重心七軸調整療法は、体調がよくなるための方向性にスイッチを入れるだけ。**治すのは、あくまでも「管理者」である患者さん自身の脳**なのです。

この症例をみても然り、活性化した自然治癒力のすさまじさは、患者さん本人はもとより施術者である私自身も驚かされます。

■たった1回の施術で背中の激痛から解放された～K・Hさん（40歳女性）の体験談

結婚して茨城県に住むことになり、家族が通っている齊藤先生の治療室（東京大田区）へ私も毎月通うようになりました。

先生の施術を受けているうちに身長が163センチメートルから165センチメートルに伸び不思議に思っていたら、なんとO脚までよくなっていました。

さて、私が齊藤先生に診ていただくようになったきっかけは、以前膀胱《ぼうこう》炎になり近所の病院で処方されたクスリを飲んだのですが、回復が思わしくなく、先生の治療室へ行ったのが始まりです。先生は「本当の原因は菌ではなく、冷えからくるものだから、冷えを改善しましょう」と改善策を教えてくださり、すっかり完治しました。

その後、日常生活の中で私のちょっとした不注意から椅子《いす》でバランスを崩し、頭と背中を打ってしまいました。翌朝、目を覚ますと背中と首に痛みを感じ、２日たっても治りません。そこで近所の人たちが「おすすめ」と評判のカイロプラクティックへ行ったのですが、さらに痛みがひどくなり、寝返りを打つことも起き上がることも困難になってしまいました。

家事もできず、大きな声も出せず、少し動くだけで背中に痛みが走るというどうしようもない状態が続きました。もう齊藤先生に診てもらうしかないと思って連絡すると、予約が埋まっているにもかかわらず、すぐに診てくださいました。

「背中の痛みは背骨の捻挫《ねんざ》なので、押されては炎症が増し、かえってひどくなり、よくありません。冷湿布しましょう」「頭と首の接点部にズレが起きていますので、これを治すのが先決。少し時間はかかるけど、ちゃんと治るから大丈夫だよ」と言ってくださり、とても安心しました。

次の日、あれほどにつらかった体がウソのように、寝返りを打つことも、起き上がることも簡単にでき、びっくりしました。

背中の痛みは少し残っていましたが、家事もできるようになり、治療を受けて１週間弱で治ってしまいました。近所のカイロプラクティックではなく、すぐに齊藤先生のところへ行けばもっと早く治ったはずだと、とても後悔しました。

病院では背骨のズレは治らないでしょうし、そのまま骨が固まったり神経痛などの病気を発症したりという可能性を回避でき、こちらに通えていることに感謝しています。

【治療室から】

K・Hさんからの電話を最初に受けた時、とてもつらそうで、これは施術を先延ばしにできないと直感的に思いました。来院の際、室内に入るK・Hさんの姿勢がそのつらさを物語っていました。背の高い彼女が、腰をかがめ、背中を丸くし、頭を上げることすらできなかったのです。

まず、背中を強打したことによる圧迫骨折の可能性を疑いましたが、検査の結果、その心配はありませんでした。

胸椎《きょうつい》3番と4番に強い炎症がありましたが、そこには触れないほうがよいと判断し、1日に2回冷湿布を張り替えるよう指示しました。

また背中と頭を打った時に、頭を支えている第一頸椎《けいつい》がズレてしまいました。

頸椎《けいつい》1番は全身に影響する部位で、正しておかなければいけない場所であり、アジャスト（調整）しなければいけません。来院された当日は痛みがひどく、問題を起こしている第一頸椎《けいつい》の調整のみで、ほかは何もせず終了しました。

第一頸椎《けいつい》は背骨全体に影響を与えるとても重要なところです。痛みがひどく体を動かすのがつらい場合、**必要な施術のみを行ない、不必要な施術は行なわないという「さじ加減」が大事**なのです。

それにしても、あれほどのひどい症状が、たった1回の施術のみで劇的によくなるとは、実のところ、私も驚きでした。

■「歩けないほど」の膝痛が治った　～O・Tさん（83歳女性）の手紙

千葉県で暮らしています。生まれてこのかた病気らしい病気をしたことがなく、お産の時以外、入院の経験もなく過ごしてきました。

ところが、平成26年5月、駅の階段を降りている途中、急に左足の膝に激痛が走り、歩行もままならなくなってしまいました。近所の病院で診察を受けたら「大腿四頭筋」と言われ、膝に注射を打たれました。4、5日たっても痛みは変わらず、再度病院に行ったたところ、また注射だけで終わり。3か月たっても痛みは一向に変わりません。

日常生活の歩行や階段の上り下りに支障を来たすため、仙台に住む息子に相談したところ、息子が頚椎《けいつい》の治療でお世話になっている長生堂の齊藤先生を紹介してもらい、予約が取れたので先生に治療をしていただきました。

すると初めて治療を受けたその日から、つらかった痛みが和らぎ、体が楽になっていくのがハッキリと分かりました。

その後、月1回のペースで治療を受け、3回目の施術で歩行や階段の上り下りもスムーズに行なえるようになり、すっかり元どおりの生活を取り戻せることができ、本当にうれしく、喜んでいます。

当初、「このまま寝たきりになったら、どうしよう」と、とても不安でした。

齊藤先生には感謝の一言です。本当にありがとうございました。


【治療室から】


O・Tさんは、階段を降りている時、急激に左の膝に痛みを感じたとのこと。

女性は閉経を迎えるあたりから軟骨の水分が減り、60歳くらいになると、その水分量は半分になると言われています。人間は、男女を問わず個人差があるものの、50歳を境に身長が縮みます。その始まりが「軟骨のやせ」というわけです。

一般的に、女性は膝にその影響が現れやすく、「変形性膝関節症」を訴えて来院されるのは、男性より女性のほうが圧倒的に多いようです。

O・Tさんも、軟骨が薄くなり、膝関節に変形が起きていました。

関節の変形は50歳を過ぎたら誰にでも起こります。中でも膝関節、腰椎《ようつい》、頸椎《けいつい》、指、股関節などに起こります。

骨変形はいきなり起こるものではなく、変形する前に、軟骨のすり減りが先に起こります。しかし、関節に変形が起こった人全員が痛みを感じるわけではありません。私の長年の研究から確実に言えることは、**痛みを感じる場合、関節に生じた前後、左右、ねじれ、圧縮などの歪みが痛みを起こす「原因」**なのです（リウマチなどの膠原《こうげん》病は対象外）。

O・Tさんの場合、左の膝関節に前方への異常（十字靭帯）、大腿骨に対して下腿脛骨《けいこつ》の内側へのねじれのために内側半月板に圧迫が加わり、腫《は》れを伴っていました。そのほか、内側広筋のエネルギー低下がありました。

「重心七軸」の中でも左の足首、左の骨盤と股関節、第一頸椎《けいつい》に偏位があり、これらの部位に調整施術を行ないました。

初診は、平成26年8月11日。

最初の施術でO・Tさんは「歩行が楽になった」と喜ばれていました。

都合上、治療院に来院されるのは月1回のため、間隔の空きすぎによる症状の戻りを心配しましたが、9月、10月と順調に回復し、3回の施術で治りました。

その後、予防のため翌年（平成27年）の3月、5月、6月と来院されましたが、全く異常なく、今も快適な生活を送られています。

■腰椎椎間板《ようついついかんばん》ヘルニアの手術を回避した～M・Tさん（80歳男性）の手紙

私の膝、腰の痛みは何年も前から続いていました。

昨年の4月はじめ、正座できないほどになり、近くの整骨院に1日おきに通い続けましたが、痛みは治まりません。そこで、地元で評判のよい整形外科でMRIの検査を受けたところ、腰椎椎間板《ようついついかんばん》ヘルニアと診断されました。

主治医からは「クスリを数か月服用し、改善しない場合は手術を検討しましょう」と言われました。そんな折、知人の紹介で長生堂さんの重心七軸調整療法に出会いました。

施術を受けたところ、これまでに経験した治療法とは全く違い、骨の歪みの「原因」を重視する療法と、温熱刺激のお灸が私の病状に最も効果のあることを実感しました。おかげ様で手術から逃れることができ、安堵しております。

現在、痛みやしびれはほとんどなくなりましたが、重心七軸調整療法を信頼し、これからもお世話になります。

【治療室から】

M・Tさんの初診は平成27年5月9日のこと。腰から右下肢の坐骨神経痛、右膝の関節痛、右足の足底感覚鈍麻のため足首の背屈困難と多くの症状が認められました。

治療室に来訪される前に診察された地元の整形外科では、腰椎椎間板《ようついついかんばん》ヘルニア、脊柱《せきちゅう》管狭窄《かんきょうさく》症と診断され、下肢の痛みとしびれのため、長く立っているのができないとおっしゃっていました。膝関節の痛みはまだ軽症ですが、腰の症状は長年のもの。痛みから逃がれるように体が左側方に傾いて、まっすぐに立つことができません。

この体の傾きは逃避性のもので、椎間板《ついかんばん》に負担をかけないようにするためのものですから、**背骨の配列バランスがよくなると治っていく**ものです。

M・Tさんは、奥様の介護のため日常的に病院の送り迎えなどをされていて、容易に手術をできる環境ではありませんでした。

整形外科で処方された痛み止めのクスリはあまり効かず、お困りのところ、知人の紹介で治療室へ来訪されたとのことでした。

所見では、右足首と右骨盤、および上部頸椎《けいつい》と各々の重心軸がくるっていました。そのため、右足首と右骨盤、そして第四、第五腰椎《ようつい》間の椎間板《ついかんばん》の耐久力が低下していました。

初めての施術後、かなり楽になったようですが、腰の椎間板《ついかんばん》（クッション）が圧縮されて薄くなり、重度に傷んでいたので、2週間に1回のペースで施術しました。

3か月を過ぎた頃より安定感が出初め、6か月に入るとかなり安定感の持続が見られるので、その後は月1回のメンテナンスで維持できるまでに回復されました。

■ひどい生理痛から解放された～I・Mさん（24歳女性）の手紙

中学生の頃から生理痛がひどく、激痛のために気を失って救急車で病院に運ばれることが年に何度もありました。そのため生理予定日が近ずくと恐怖でした。

鎮痛剤をもらって服用するのですが、タイミングが合わないと効果がなかったり、痛み止めの副作用で胃腸の具合が悪くなったりで、10年以上も生理がくるたびとてもつらい思いをしてきました。

24歳になって、知人から齊藤先生を紹介していただき、月2回の治療を受けるようになりました。2、3回通ううちに生理痛が軽減し、失神してしまうほどつらかったあの激痛が全く出なくなりました。今は予防のため月1回のメンテナンスに通っています。

【治療室から】

Ｉ・Ｍさんは、子どもの頃から虚弱体質だったようで、体温も低く冷え症で、胃腸をはじめ内臓が弱いタイプでした。特に婦人科系の血流が悪い方です。

重心七軸のバランスを整え、下肢・下腹部の血行を重視した足のツボを用いて、家でも施灸していただき、婦人科の病院も不要となりました。

未来の医療を変えるO‐リングテスト

■O‐リングテストとは何か？

正式には「バイ　デジタル　O‐リングテスト」(Bi-Digital O-Ring Test) といいます。1970年代に、ニューヨーク在住の**日本人医師、大村恵昭博士（医学、薬学）が開発した診断法**です。

大村教授は西洋医学の先端、心臓外科の研鑽を積み医学部、および工学部（物理学）出身の知識を活用して、循環系医学の先端医療を極められました。一方、東洋医学の研究も深めて西洋、東洋両医学に精通された方としても知られ、欧米では鍼《はり》および電気治療の分野で著名な専門家でもあります。

1993年、米国特許庁は、医学系研究者の強力な後押しと、その科学的データを認めて「知的特許」を許可しています。

その診断の方法は特別の器具を必要としません。患者の手の指（親指と、人差し指・中指・薬指、小指のいずれか）で輪（O‐リング）をつくり、その輪を診断（検）者の親指と人差し指を用いて、一定の力で引っ張り、患者の指が離れるかどうかで診断します。具体的には、患者の身体の異常がありそうな部位を触れて検出します。

そのほか、患者の空いた手（もう一方の手）にクスリや飲食物を載せて検査することも可能です。力くらべではありませんので、検者は一定の力で引くことが大切です。Ｏ‐リングテストをスムーズに行なうには、正しいトレーニングが必要となります。

クスリや食べ物は、「自分（患者）にとって健康で安全なもの」なら、Ｏ‐リングは開きません（自分に合うから他人に合うとも限りません）が、害のあるものは簡単に開いてしまいます。

Ｏ‐リングテストを行なう場合、「電磁波」の影響が強い場所は検査に適しませんので避けましょう。例えば、電気カーペットの上やテレビのそば、あるいは磁気を帯びたネックレスや金属（時計を含む）、携帯電話も身体からはずしたほうが確かです。

十分なトレーニングを受け、Ｏ‐リングテストを使いこなす上級者になると、ウイルスや細菌感染の部位および有効薬の最適安全量まで判定できます。さらには早期がんまでも発見することが可能だと言われています。**Ｏ‐リングテストは、まさに未来医療の一つと言えるでしょう。**

■O-リングテストの利点と応用

次にO-リングテストのメリットを挙げます。

(1)患者の訴えや詳しい病態説明を聞かなくても、全身の異常箇所を検出できる。(不問診断が可能)

(2)臓器代表点を用いて、西洋薬や漢方薬、鍼灸やその他の治療法の有効、無効の判定ができる。

(3)日常の飲食物、栄養剤、常用薬、サプリメントなど、その人に対する有効性や有害性および定量まで判定できる。

(4)ある物質に対するアレルギー性反応や、適合性が判定できる。

指の筋肉は、骨格筋の中で最も柔軟に動くすぐれた運動器官で、敏感に脳と直結しています。異常のある臓器代表点や皮膚を刺激した情報はただちに脳へ伝えられ、脳は無意識のうちにその情報を判断して筋肉に伝える仕組みになっているようです。

人間の体質は個人差が大きく、皆一様ではありません。それなのに現代医学では、個を見ることなく、同じ症状の患者に対して一律で同じクスリを処方するため、結果、副作用で体調を崩したり、最悪の場合死に至ったりするケースが目立ちます。

患者にクスリを処方する際、Ｏ‐リングテストを確実に行なえる医師が、そのクスリが患者にとって「有効」か「有害」か、そして適量までチェックすれば、副作用による死亡事故は起きません。Ｏ‐リングテストによる判定は大変有効なのです。

Ｏ‐リングテストが引き起こす現象について、大村博士は「物質の電磁波的質量に対する脳の共鳴現象」と述べています。

実際にＯ‐リングテストを受けた患者さんたちは、皆一様に「不思議な現象ですね」と言いますが、近い将来、必ず科学の力で数値化され、誰もがこの現象を常識的に受け入れる時代がくると確信しています。

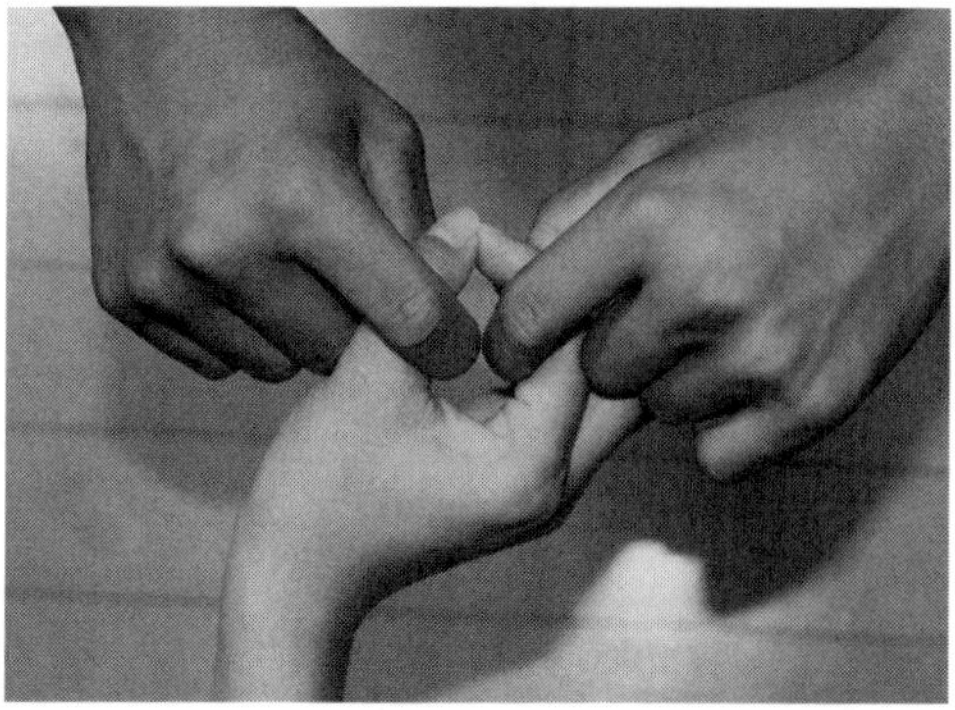

O‐リングテスト。患者が指で丸い輪をつくります。そこに診断者も同様の輪をつくり真横に軽く引きます

私は、Ｏ‐リングテストを活用するようになってから診断、治療のプロセスが飛躍的に高まり、数々の驚くような治療結果を経験しています。その体験から**Ｏ‐リングテストに対し「未来医療の有望株」の一つとして絶大なる信頼と期待感を寄せています。**

重心七軸調整療法の診断と治療法は、Ｏ‐リングテストによって体系化されており、時には奇跡と思われるような成果を導き出しているからにほかならないからです。

合わない靴の悲劇

読者の皆さんの中に、もし「クツなんて履ければ何でもいい」と思っている方がいらっしゃるなら、今すぐ、その考えをあらためてください。「クツなんて」と甘く見ていると時に大変な悲劇を引き起こします。

以前、36歳女性の相談を受けました。膝関節の腫《は》れと痛みのため、4か月間も整形外科に通っているのに、症状は一向によくならず、片足を引きずって歩いていました。特に階段を下りる時などは､手すりにつかまりながら「1段ずつしか下りられない」と言います。

整形外科では、2週間に1回膝関節から水を抜き、そこにヒアルロン酸の注射を打ち、痛み止めのクスリと湿布をもらっていました。現在の日本における大多数の整形外科で行なわれるスタンダードな治療法でしょう。

一方、私が診ると、身体を支えている立位軸（足関節）のくるいから生じる膝関節の内捻《ねじ》れのため、内側半月板に負荷が加わった結果、このような症状が起きたことが分かりました。そのほか、股関節、骨盤、頚椎《けいつい》1番など「重心軸」のくるい（歪み）もあり、さっそく、これを正すための施術を行ないました。

2度目の診察は、初回から約2週間後のこと。経過はよく、膝の腫《は》れもなくなっていましたが、体のバランスを診てみると、立位軸（足関節）にのみ、前回と同じくるいが起きていました。ちなみに、重心七軸調整療法では毎回同じ手順を踏んで重心のバランスを司る7か所を必ずチェックしますので、前回との違いが分かります。

しかしここで大切なことは、そもそも、出発点となっている足関節に、なぜ再びくるいが起きたのか？　この第一原因に着目しなければなりません。

この女性の場合、O‐リングテストで答えを導き出すと、**履いている靴に足関節をくるわせる原因があった**のです。

直接の症状は膝の痛みとして出ているのですが、「出発点」は足首であり、靴だったのです。その結果、4回ほどの施術で全治してしまいました。

適合性の高い靴を履くのが理想的ですが、一般的に言うと、そこには難しい問題があるのです。それはどんな靴が自分に最適か分からないことが多いからです。

科学的データによると、**ヒールの高さが5センチメートルを超えると、膝や腰などに加わる負担が増す**ことが分かっています。ファッション性も無視できませんが、そればかり優先して10センチメートルもの高いハイヒールを履いて、身体をこわしても致し方ありません。

■どうしてもハイヒールを履く場合は

さまざまな催し物で、どうしてもハイヒールを履かなければいけない時は、会場まで歩きやすい靴で行き、会場で履き替えましょう。なるべく長時間履き続けることを避けてください。体の持つ耐久力を超えると、体は必ず壊れていきます。

第5章　自分でできる健康法

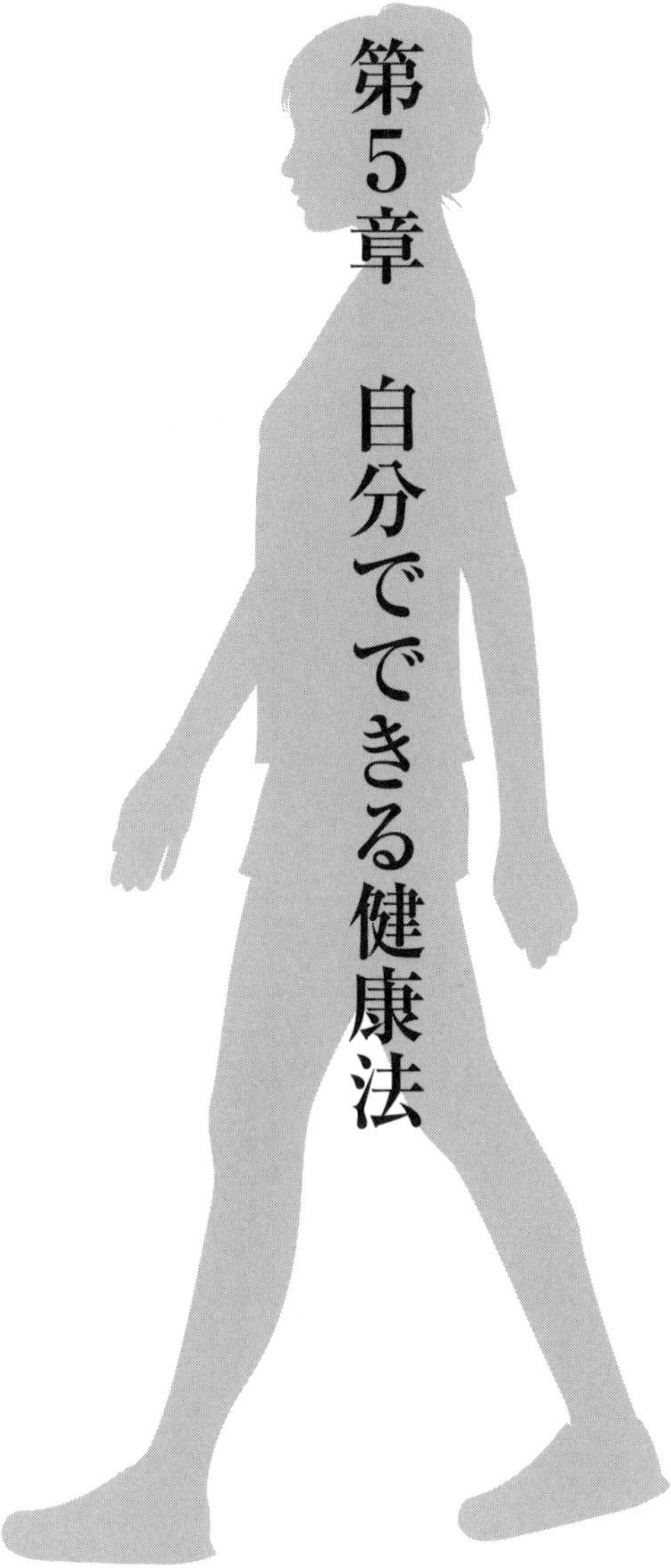

正しい座り方講座①

■お尻の骨「仙骨」を立てて座る

人間の体は、よい姿勢を心がけることに越したことはありません。「座る」という動作一つをとっても全く同じで、**よい姿勢で座るためには、お尻の骨である仙骨をしっかり立てることがとても大切**です。左右の坐骨（お尻の下の骨）に均等に体重を乗せ、仙骨（腰椎《ようつい》の下部に位置する大きな三角形の骨）を立てて座るのが理想的です。

ところが、日常化したこの「座る」という何気ない動作は、ほとんどが無意識的に行なわれているわけで、その人が持つ「座りグセ」がそこに表れてくるのです。ある研究者によると、人の行動は90％以上が無意識下で習慣的に行なわれているそうです。

私は治療家として長年にわたり、姿勢に与える重力と重心のバランスについて観察してきました。筋肉、骨格系のバランスがとれ、背骨に歪みの少ない人は、丈夫で健康です。

私たちは日常生活の中でいろいろな形の座り方をしています。

例えば、「畳や床の上」で座る場合はどうでしょう？　現代人で、姿勢を崩さずに背すじが伸びたきれいな正座ができる人は少ないと思われます。おそらく男性は、あぐらをかいて背中を丸くした姿勢で座る、あるいは壁に背中をもたれかけて足を伸ばした姿勢で座るなどの姿が想像できます。

いずれの姿も理想的な姿勢からほど遠く、体に歪みをもたらすので要注意です。

■女性に多い「横座り」は骨盤と股関節がズレる

女性に多く見られる座り方の一つに、正座を崩した横座りがあります。子どもがよくやるカエル座りをする人も少なくありません。そのほか、あぐら、体育座りなどもよく見られる座り方です。

この中で「最もよくない」座り方はどれでしょう？

答えは「横座り」です。その理由は、左側に崩した横座りを例に解説すると、左の臀部《でんぶ》のほうに重心の位置が偏り、左の股関節と骨盤は外側上方に歪んでいきます。一方、右側の骨盤と股関節は内旋といって内側に歪んでいきます。このパターンが強くなると外旋側である左の足が長く、内旋側である右側の足が短かくなってしまい、**左右の足の長さに差が生じてしまう**のです。

「横座りグセ」のパターンは子どもの頃から脳にインプットされているので、ほとんどの人が無意識のうちに同じ方向に足を崩す座り方をしているはずです。これは股関節をはじめ骨盤、背骨を支えている筋肉や靱帯にも歪みが生じているからにほかなりません。

　私は、この「横座りグセ」に対して、左重心の場合「左パターン」、右重心の場合は「右パターン」と呼んでいます。

　一般的に、左パターンの人は右パターンができない、あるいはやりにくい。反対に右パターンの人は左パターンができない、あるいはやりにくいはずです。できたとしても体がしっくり馴染みません。

　読者の皆さんも、自分がどのパターンなのか検証してみてください。もし、左右どちらも難なくできる人がいれば「合格」です。

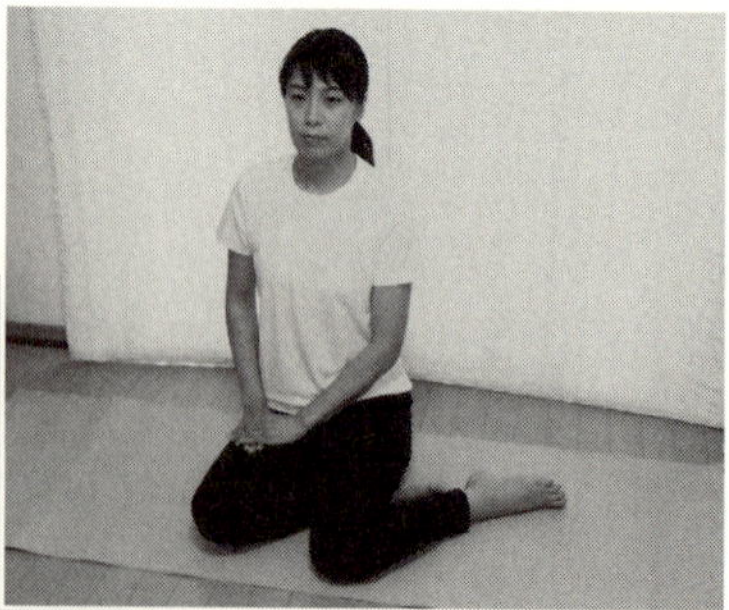

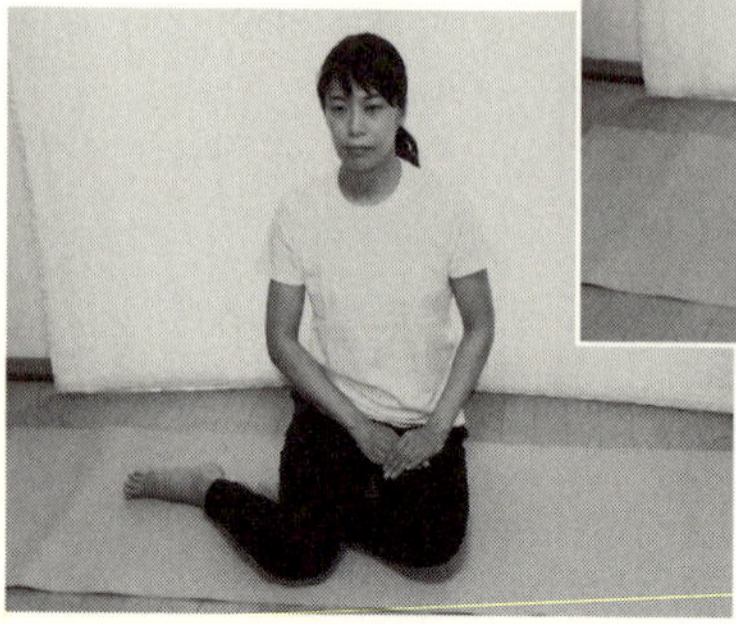

右重心の「右パターン」（写真上）、左重心の「左パターン」（写真左）。モデルの女性は「右パターン」のほうが得意のようで、姿勢もよく見えます

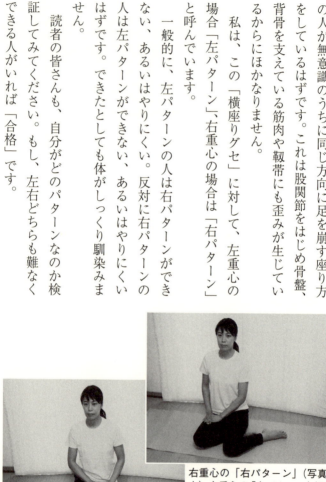

■坐骨部の左右耐久力の違いから起きる姿勢異常

椅子《いす》に座る際は、坐骨部に左右均等に重心を載せるのが理想です。

しかし、しっかりとできている人はまれで、特に、1日中椅子《いす》に座ったまま仕事をしているような人の場合、どちらかの坐骨に偏った座り方をしている場合が多いものです。例えば、左坐骨に6割、右坐骨に4割（ひどい場合は7：3）といった具合です。

女性が得意な横座りでは、左パターンの場合、左の坐骨に90％以上の重心がかかるわけで、骨盤の偏位は確実に起こります。特に**出産直後の横座りは禁物。絶対にしてはいけません。**産後骨盤が落ち着くまで最低3か月はかかるので、注意しましょう。

横座りの姿勢を後ろから見ると一目瞭然で、背骨は大きく弯曲します。

このような偏った「座りグセ」は、必ずどちらか一方向に決まっており、脳に「重心グセ」としてインプットされているものです。

O‐リングテストで左右の重心割合を調べると分かりますが、長年の重心負荷により坐骨の耐久力が落ち、自分の体重を支える力が低下していることも分かります。

このような場合、坐骨の重心バランスを正す部位（頸椎《けいつい》や足首）を調整すると左右均等に重心が加わるようになり、姿勢もその場で変化していきます。

長年にわたる偏りのクセは、筋肉や靭帯にまで及んでおり、「クセ直し」が必要です。悪い偏った座り方を正すためには、定期的に、骨盤をはじめ重心軸のバランスを調整し、自らもよい姿勢を心がけることが大切です。

■椅子《いす》の場合の「座りグセ」

昭和時代と異なり、近年、日本人の生活様式は洋式化し、畳の部屋が少なくなりました。リビングでくつろぐ時は、食卓の椅子《いす》やソファーに座る人が多いことでしょう。

慢性的に腰痛を持っている人は、座り方や座る椅子《いす》の形などによって腰痛が悪化することを身をもって経験していると思います。腰痛持ちの人には、手頃な硬さで座りやすい食卓の椅子《いす》がおすすめです。

■腰痛持ちにソファーは禁物

腰が痛い時にソファーに座ると、ますます腰痛がひどくなり、場合によって立ち上がれなくなることもあるので、腰痛持ちにソファはおすすめできません。ソファーは腰臀部《ようでん》が沈み込みやすく、腰椎《ようつい》が後弯した状態を強いられるため、さらに腰に負担がかかってしまうのです。

腰痛を抱えている人は、なるべく硬めの椅子《いす》がおすすめです。浅めに座り、仙骨をしっかり立て、体の中心軸を崩さないように座ると、意外と楽に座れるものです。

しかしどんなにいい椅子《いす》に座っても、腰や背中を丸くした悪い姿勢で座っていてはよくありません。常に自分の姿勢を意識しましょう。

また、足を組んで座る人をよく見かけますが、これもあまりおすすめできません。この座り方をすると、左右の坐骨に均等に重心がかからなくなることによって、骨盤に歪みが起こるからです。同時に、腰椎《ようつい》も後弯してしまいます。

足を組むクセにも人それぞれにパターンがあり、右足を専門に上に組むパターンと、左足を上に組むパターンがあります。このパターンにしても、歪みが強くなると、反対側の足を上に組むことができなくなったり、できたとしても、強い違和感を覚えたりするはずです。

毎日何気なく無意識にやってしまうこの「座りグセ」がもたらす歪みは、知らず知らずのうちに全身に連鎖連動し、その人が持つ不調症状別と密接に関連してくるのです。

正しい座り方講座②

■よい姿勢のポイントとは？

「姿勢と呼吸法で自律神経を整えよう」の項（176ページ）でも述べますが、人の体には「身体を楽に保つ」ための理想的な形があります。あおむけが一番楽な形ですが、これでは活動できません。

よい姿勢で正しく座るのと、背中を丸くした姿勢で座るのとでは、体に与える疲労度が全く違ってきますし、悪い姿勢は内臓にも悪影響を与えてしまいます。

よい姿勢を理解するためには、正しい座り方を身体に覚えさせなくてはいけません。昔は姿勢を悪くしていると、親や学校の先生から注意されたものです。

ところが今の時代は、昔ほど姿勢の良し悪しにうるさくありません。姿勢をよくする習いごと（武道、茶道、華道、坐禅、ヨガ、導引法など）をしている人以外は、そもそも「よい姿勢とはどんな姿勢か」を知らない人のほうが多いのではないでしょうか。

人の背骨は横から見た時に「S字状」に軽度に弯曲しています。頸椎《けいつい》はやや前弯、胸椎《きょうつい》はやや後弯、腰椎《ようつい》はやや前弯しているのが正常。これを医学的に「脊柱《せきちゅう》の生理的弯曲」と呼んでいます。

立っている時も、座っている時もよい姿勢のポイントは同じですが、横から見た時に、**①百会《ひゃくえ》（左耳と右耳を結んだ頭のてっぺんあたり）、耳穴、肩関節中央そして股関節中心部、膝関節、足首（楔状骨《けつじょうこつ》）がほぼ垂直線上に並んでいること（19ページの「中心軸」参照）**。

内側から意識することは、**②百会《ひゃくえ》から肛門に１本の中心軸をイメージし、鳩尾《みずおち》付近が軽く上に持ち上げられた状態を意識（イメージ）すること**が大切です。

■体を歪ませない座り方

椅子《いす》に座る場合、**左右の坐骨に均等に体重を乗せて腰かけましょう。**そして仙骨（骨盤）を垂直に立てるよう意識し、**肛門と頭のてっぺん（百会《ひゃくえ》）をつなげた線をイメージします**（目を閉じ内部を感じる）。この時、両方の足裏を床面につけてください。

毎日５～10分間ほどこのよい姿勢を実践し

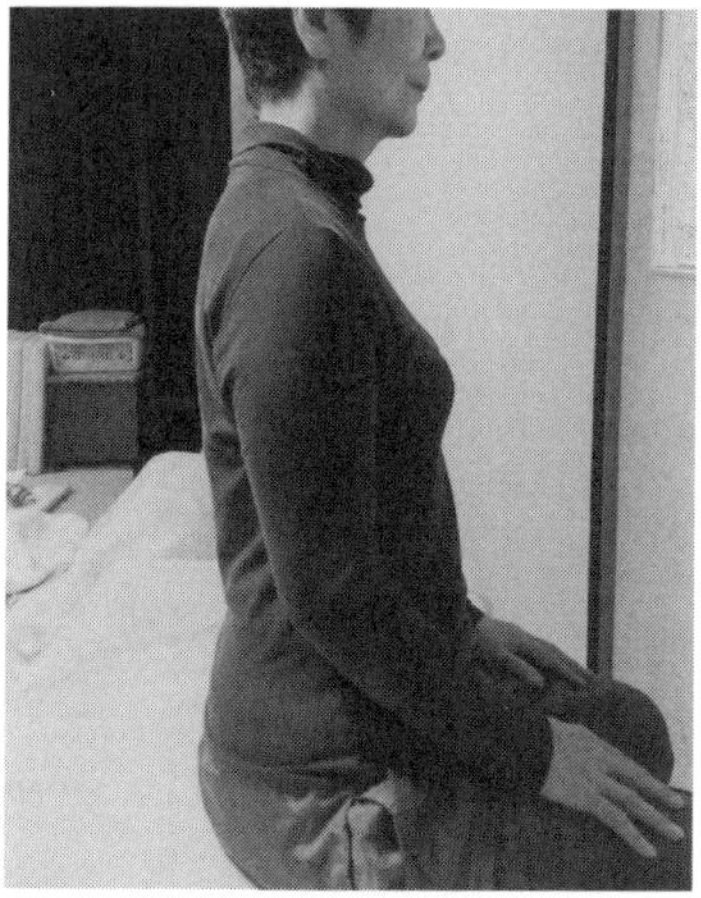

理想的な座り方を実践されている女性患者さん

て、美しい姿勢を身につけてください。体が覚えてしまえば、その姿勢が一番楽に感じるはずです。

椅子《いす》に腰かける時は「坐骨と仙骨」を意識し、腰が自然に伸びるような座り方を身につけましょう。繰り返しますが、仙骨を垂直に立てるという意識が大切です。

【注意1】椅子《いす》に腰かけている時、片方の足を外に開き「4の字状」に膝を曲げた形で座る人を見かけますが、これも重心が傾き、骨盤の歪みをつくり出すのでよくありません。

【注意2】いくらよい姿勢を身につけても、長時間(1時間以上)座り続けることは体によくありません。50分間くらい座り続けたら、一度立ち上がり、遠くを見ながら少し歩きましょう。血流がリセットされるので仕事の効率も上がるはずです。

■床や畳の上に座る時

正座は畳に座る日本人の伝統的な生活文化の中で生まれた特徴的な形態です。しかし、長時間行なうと血流が圧迫され、足がしびれてしまうのでよくありません。

近年の日本は洋式化がますます進み、特別な習いごとをしている人以外、あまり正座をしない傾向にあると思われますが、以下、正座の要点を述べてみましょう。

(1)左右のかかとの間にお尻（坐骨）をバランスよく包み込み、両足の親指を軽く重ねて座る。左右の膝の位置を前後差なくそろえ、内ももをつけて座るのが基本だが、両膝の間にこぶし一つ分開いてもよい。

(2)仙骨を立て、頭頂部の中心（百会穴《ひゃくえ》）と肛門の位置が直線的につながっているよう意識する。百会穴《ひゃくえ》が上から吊り上げられているようなイメージを持つとともに、鳩尾《みずおち》付近が軽く上に持ち上げられたように意識すると、無理なく自然に背すじが伸びて呼吸が楽にできるようになる。そして重心の意識はひざ下に置く。

姿勢というものは、「あおむけ」でも、「立って」いても、「座って」いても、**共通して言える大切なことは「深い呼吸ができること」**です。よい姿勢は横隔膜の動きもよく、呼吸が自然に深くなるはずです。深い呼吸は精神の安定につながりますので常によい姿勢を心がける習慣を持ちましょう。これは腹式呼吸が身につくとよく分かります。

姿勢と呼吸法で自律神経を整えよう

■複式呼吸と胸式呼吸

現代人は胸式呼吸になっている人が多いようですが、どの動物も皆ゆったりとお腹を動かす腹式呼吸をしています。**赤ちゃんは教わらなくても自然と腹式呼吸になっています**ので、動物は本能的に腹で呼吸するようにできているのです。

胸式呼吸は交感神経を優位にさせ、緊張しやすくイライラ感を高め、疲れやすくなります。特に姿勢の悪い人ほど呼吸が浅く、不健康な人が多いようです。

交感神経が極度に緊張して起こる過呼吸症候群の人は、激しく胸と肩を動かして呼吸をしますので、胸式呼吸の典型的な例と言えましょう。

私は治療をする前に必ず患者さんの姿勢（立位、座位）を観察します。普段の何気ない自然な姿勢（体型）をみることで、その人の呼吸の仕方をはじめ、重心のアンバランスや体の傾きなど、姿勢からさまざまな情報を得ることができ、治療の参考になるからです。

■姿勢と呼吸は健康のバロメーター

よい姿勢の基本は背骨を自然に伸ばすことですが、現代人はパソコン業務の人が多く、背中を丸めて、前傾した姿勢で仕事をしている人が多くなっています。そのうえ運動不足から背筋力と腹筋力も低下して、シャキッと背筋が伸びている人が少なくなっているように思えます。

悪い姿勢のまま長時間座り続けることは、全身の血流を悪くさせるだけでなく、大切な脳（1日2000リットルの血液を必要とする）を慢性的な酸欠状態に陥らせることになり、脳（能）力を低下させます。また内臓の働きにもよくありません。

現代人は、子どもの頃からゲームやスマホにどっぷり馴染んでいます。そのような環境もあって、姿勢が悪く、横隔膜の動きの低下から呼吸の浅い人が増え、キレやすい人が多くなりました。

■皆さんの呼吸はどうですか？

ここで、自分の呼吸を検証してみましょう。

(1)まず、背中を丸めて前傾姿勢で呼吸してみる。

おそらく、横隔膜の動きが悪くなって浅い胸式呼吸になってしまうはずです。

(2)次に、仙骨や背筋を軽く伸ばして肩の力を抜き、ゆったりと呼吸してみる。

(1)と(2)を比較すると、それぞれで息の入り方が違うはずです。

ぜひ体感してみてください。

■よい呼吸は自律神経のバランスを整える

正しい姿勢が身につくと、横隔膜が緩んで呼吸が自然に深くなるので、心が安定してきます。

まず始めに、1分間に2呼吸を目標にして実践してみてください。この呼吸法は、6～7秒間息を吸い、6～7秒間止め、15秒間かけてゆっくりと吐き切ります。これができたら今度は頭で数えず、なるべく吐く息にのみ意識をおいて、細く長く吐き出しましょう。

これが5～10分間と深まるにつれ、脳波は完璧にα波になり、**日常のストレスや雑然とした心の波が静まって本来の自分にリセットできる**のです。眠りにつく前に行なうと、最高の睡眠が約束されます。可能であれば「1分間に1呼吸」にトライしてください。

この呼吸法を身につけると集中力もアップし、ひらめきや直観力も養われます。

姿勢の中心は背骨にポイントがありますが、背骨（仙骨と脊柱《せきちゅう》）の生理的な並びが整うと、自律神経の働きがよくなり健康に貢献することが医学的にも証明されています。

よい姿勢、すなわちバランスのよい背骨は、内臓の働きをよくし、精神の安定をもたらして健康のもとをつくる要と言えるわけです。

■自律神経を強化する実腹呼吸法

実腹呼吸法は特殊な呼吸法です。

「目を閉じてヘソの下の一点（丹田《たんでん》）に意識を鎮めた状態」で行なうため、外界の情報を遮断し、お腹に意識を集中することがポイントです。

現代人は情報に振り回されがちで、頭デッカチになり、自分自身とじっくり向き合う機会が多くありません。１日のうちせめて10分間、呼吸を整えながら内なる自分に対峙してみてはいかがでしょうか？

【方法】椅子《いす》に腰かける。あるいはあおむけの姿勢をとってください。
【準備】椅子《いす》の場合、姿勢を正して座り、頭のツボ百会《ひゃくえ》穴から肛門に走る１本の軸をイメージしましょう。この軸が「重心軸＝中心軸」です。あおむけの場合はヘソの下に風船があるとイメージしましょう。

(1)外界に意識を向けず呼吸の仕方だけに集中する。

まず、お腹の皮が背中にくっつくようなイメージで、息を細く長く（10〜15秒間ほどかけて）全部吐き出します。

(2)5秒間ほどかけて下腹に吸い込む。

その際、ヘソ下の風船が大きくふくらむようにイメージしますが、この時点で肛門をしめ、少し腹圧をかけたまま5秒間ほど止めます（力んではいけません）。

これを繰り返すだけでよいのですが、毎日10分間行なうことでヘソ下丹田《たんでん》に意識がいくようになります。

■二人で行なう「背すじ伸ばし」で疲れをふき飛ばそう

午前と午後、休憩の合間にぜひ実践していただきたいのが「背骨伸ばし体操」です。これを行なうと、縮んで丸くなった背中を呼吸に合わせてゆっくりストレッチするものですが、さまざまな筋肉が伸ばされ、身も心もリフレッシュし、目も明るくなります。

(1)二人が背中合わせになってお互いに両手を上に伸ばし、片方の人が相手の親指以外の四指の先を軽くつかむ。

(2)相手の背中を自分の背中に乗せるようにしてゆっくり深くお辞儀する（5〜6秒間かけてゆっくり曲げていく）。

(3)背筋を伸ばされる側は、力を入れずにかかとが軽く浮く（つま先は着いた状態）まで後方に反りかえしてもらう。楽に呼吸し、気持ちのよい状態でそのまま5〜6秒間伸ばしてもらう。

これをお互いに3回行ないます。ただし、腰椎《ようつい》すべり症がある人や、この体操で腰にいやな痛みを感じる人はやらないでください。

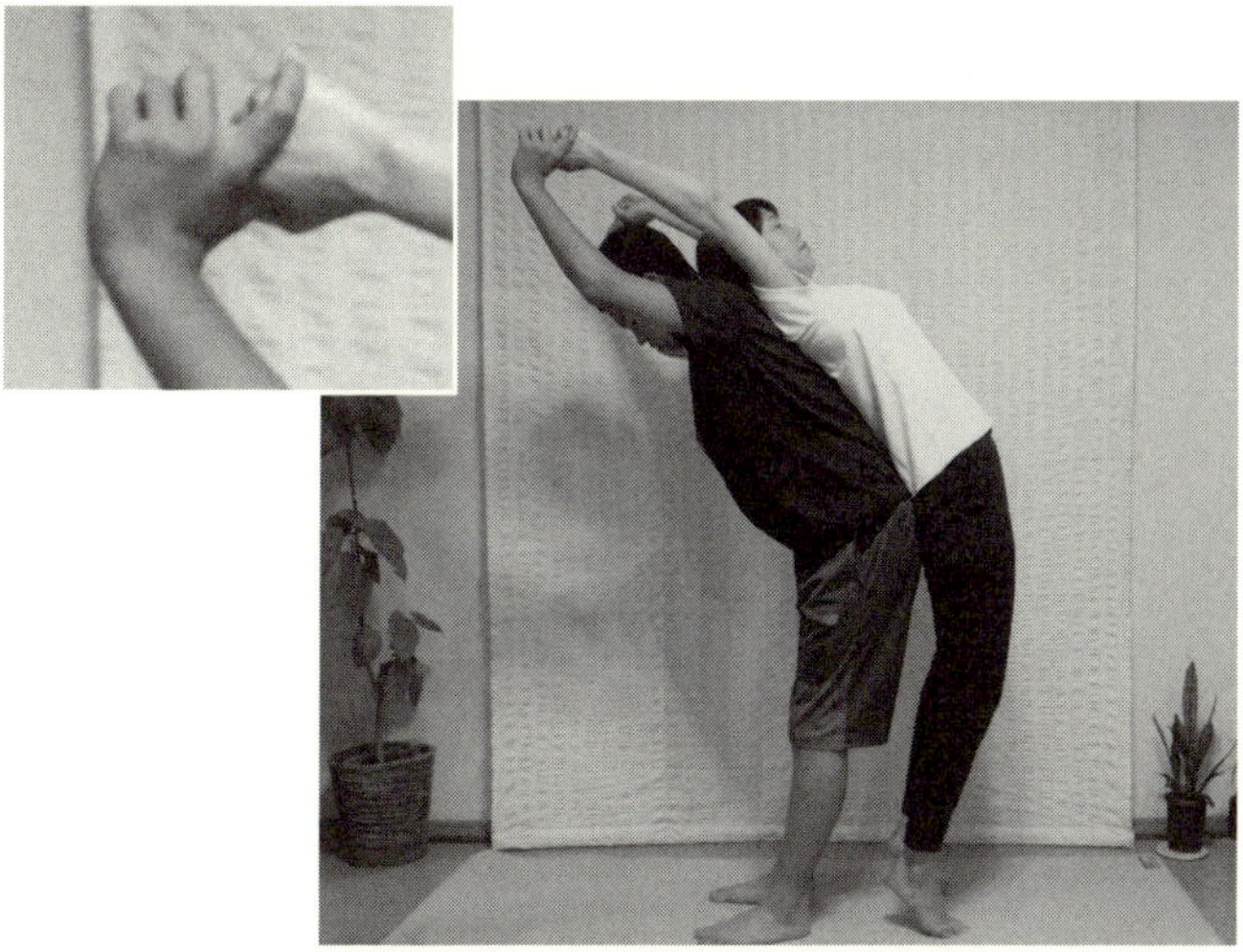

手首ではなく、親指以外の四指を軽くつかみ（左上写真参照）ゆっくりと相手の背中を伸ばしましょう

免疫力を高める腸能力

地球上に生物が発生してから40億年以上もたつと言われています。発生学的に見ると、生物が「脳」を獲得したのは、今から5億年前。そうすると、35億年もの気の遠くなるほど長い年月の間、生物は「脳」を持たないまま進化してきたわけです。

その昔、生物は口のような部分と、腸と肛門のような部分からできている腔腸《こうちょう》動物が基点となって、多種多様な進化を遂げてきたわけですが、このような生物の進化過程を踏まえてみると、**あらゆる動物の現在に至るまでの進化のもとは、腸から始まっている**ということになるそうです。人間の体や臓器も、発生学的見解に当てはめてみたなら、「腸から分化」して現在のようなシステムを持つに至ったことになります。つまり、**腸は全臓器の創造の原点であり、母親のような存在だった**ということになるわけです。

実は人間の腸には、身体の免疫力の70％を占める仕組みが隠されており、重要な「臓器」のような役割を担っています。元気できれいな血液をつくるためにも、健康で前向きな生き方をしていくためにも、腸の健康はとても重要です。

以下に述べることを、ぜひ心に留めておいてください。

■人の体は「脳と脊髄《せきずい》＝神経系」と「腸」からつくられる

人間の体は、約37兆個もの膨大な数からなる細胞によって構成されていますが、全身の機能（働き）は、総司令部である「脳」によって運営管理されていることは、医学的に見ても明らかです。

ところで、受精後の身体がつくられていく段階を観察していくと、おもしろいことが分かります。まず受精３週目から神経系（脊髄《せきずい》と脳の原型）が発育し始めます。同時期に胎芽の中に腸管の原型もでき始めます。

そして４週目に入ると、できたばかりの心臓が拍動し始めるのです。この段階では脊椎《せきつい》動物としての識別はできても、まだ鳥なのか、魚なのか、人間なのか判別できる段階ではないようです。そうして10か月もの間、母体の中でしっかりと育まれ、めでたく誕生してくるわけです。

■人間の体は無数の細菌に支えられている

お母さんの胎内は無菌室状態です。したがって、これから生まれてくる赤ちゃんも、当然無菌状態ですから、免疫力は全くありません。

生まれてくる赤ちゃんは産道を通る時に初めて母親の乳酸菌を獲得します。この時に獲得した乳酸菌が、本人の腸に一生住み着くと言われています。

人間の身体の内と外には大変な数の細菌が住んでいます。これを「常在菌」と呼んでいます。

常在菌は、人間の体に存在する微生物のうち、多くの人に共通して見られる菌で、病原性を示さないものを指しています。種類は多種多様ですが、基本的に健康な人間と共生関係にあります。

しかしこの共生関係も抗生物質や殺菌、抗菌剤などの乱用などにより崩れてしまうと、ある種の疾病を招くことになりますので注意しなければいけません。

人間の場合、この常在菌が最も多く存在するところは腸管内で、その数はおよそ200種類の菌が100兆個以上も存在すると言われています。

そのほか、口や耳を始め、穴という穴すべてに、そして皮膚全面にわたって多種多様の常在菌が、ひしめきあって住んでいます。この**常在菌たちは人と共に、あたかも助け合うように共生しているのです**。ですから、腸内細菌は自分の命を守ってくれる大切な共生菌であり、同志なのです。

■免疫力の70％は腸の能力にある

目には見えませんが、大気中や食べ物、飲み物の中にも無数の細菌が（よい菌も悪い菌も）存在しています。口から体内に入り込んだ細菌は胃酸でほぼ死滅しますが、生き残った細菌も、次の関門である十二指腸に入ると、胆汁酸で殺されてしまいます。

免疫の働きは、10代までは胸腺が主体性を成し、その後徐々に腸へとその免疫機能が移行していきます。そして、子どもの頃にその主体性を担った胸腺は、30歳までに退縮してしまうと言われています。

成人になると免疫力の70％は腸管に移行しているのですが、残りの30％はどこにあるかと言えば、それは心の中にあるようです。精神的なバランスがよいと免疫力は高くなることが、科学的データにより明らかになっています。

■腸に住み着いている常在菌群

私たちの腸の長さは約6メートルもあり、内側面はたくさんのヒダ状構造（絨毛《じゅうもう》）からなっています。じゅうたんの毛のようなところから栄養を無駄なく吸収するわけですが、その面積を平面状に広げると、テニスコート1面分に相当すると言われています。

腸に住み着いている２００種類１００兆個以上の**常在菌群は、人間にとって都合のよい働きをしている善玉菌、悪い働きをする悪玉菌、善玉菌が優勢であればおとなしくしている日和見菌の３群に分類されます。**

この腸内細菌群は、あたかも草原に生える草花のようにまとまりをつくって棲息しているため「腸内フローラ」と呼ばれており、そのバランスは、**善玉菌２、悪玉菌１、日和見菌７の割合がよい**と言われています。

これら腸内の善玉菌、悪玉菌は絶えず勢力争いを続けていますが、腸内細菌群の総量はほぼ決まっていて、善玉菌が増えると悪玉菌が外に押し出され、善玉菌が減ると悪玉菌が増えるという、腸内フローラの入れ替えが起こります。健康な腸内環境は「善玉菌優勢、悪玉菌劣勢」という形が理想です。

腸内細菌の研究は、ここ20数年ほど前から急速に進みました。30年前には、腸内細菌の数は１００種類１００兆個と言われていましたが、腸の重要性に気がついた世界中の研究者たちが、次々とその働きを解明しています。

そして現在２００種類、１００兆個以上と言われているわけですが、これから研究が進むにつれてその菌群の働きや数もさらに増えると思われます。

■善玉菌が多いと健康で老化しにくい

腸内細菌研究の第一人者として有名な藤田紘一郎先生（東京医科歯科大学名誉教授）は講演会で「腸の働きは大きく分けると7つの重要な働きがある」と述べています。

「①食べ物を細かく分解する**消化作用**。②糖分やアミノ酸、脂肪酸を吸収する**吸収作用**。③化学物質を分解し、シャットアウトする。これは腸の粘膜や腸内細菌が行なう**解毒作用**。④腸内細菌と協力して腸内にある免疫細胞が、病原菌やウイルスから体を守る**免疫作用**。⑤老廃物や毒素を便として体外に排出する**排泄作用**。⑥よい腸内環境だと、善玉菌が腸内腐敗を防ぎきれいな血液になる**浄血作用**。⑦腸内細菌と協力して、ビタミンやホルモンそして酵素（3000種類以上）をつくる**合成作用**」などです。**これら腸の働きがしっかり行なわれていれば、人は元気で若々しくいられる**のです。

また藤田先生は、著書「人の命は腸が9割」（2013年、ワニブックス発行）の中で「古今東西、誰もが願う不老長寿の秘薬は腸内細菌だった」とも述べています。

■善玉菌を増やすとよいことづくめ

私たちの腸には生まれながらに「自分だけの善玉菌」が住んでいるそうです。それぞれ相性があり、例えば市販の乳酸菌を送り込んでも自分と相性がよくなければ、腸内に定着しません。善玉菌は、腸内をきれいにするほか、免疫力を確実にアップする役割があります。善玉菌が多くなることによって、困った存在である悪玉菌の増殖を抑えられるのです。私たちの健康は、善玉菌なしでは保てません。常に、この善玉菌を優勢にしておくことが、体内の生理作用（働き）をくるわせないためにも大変重要なのです。

善玉菌が多い体は、次のような恩恵を受けています。

(1)免疫力を強化し、病原体の活動を封じ込め、感染症から体を守る。
(2)悪玉（腐敗）菌の増殖を抑え腸の汚れをきれいにする。
(3)コレステロールや中性脂肪の消化吸収をコントロールし、余分な脂質の排泄を促進させる。
(4)ホルモンやビタミン（B群、K、葉酸）などの産生に関与している。
(5)善玉菌は乳酸や酢酸をつくり出し、腸の粘膜を守り、栄養の吸収を高めて便秘を防ぐ。
(6)下痢を予防するとともに、下痢を治す。
(7)発がん性物質を分解する。

■悪玉菌は発がん性物質をつくり出す

悪玉菌はなぜ困った存在なのでしょうか？　悪玉菌群は腸内でタンパク質を腐敗させる作用があります。最も困るのは、有害な発がん性物質をつくり出すことです。

悪玉菌がつくり出した有害物質は、脳に達すると神経を麻痺《まひ》させて昏睡させるほど毒性が強いのです。それだけでなく、血圧を上昇させたり、細胞を傷つけたりします。その結果、動脈硬化や老化を進めたり、頭痛、肩こり、肌荒れ、冷え性、便秘や下痢、食中毒などを引き起こしたりします。

悪玉菌が多くなると免疫力が低下し、それまで**日和見菌だった大腸菌の一部が悪玉菌側に加勢して、さらに「悪さ」をまき散らします**。

以前Ｏ‐１５７などの一部悪玉大腸菌が流行した時、アメリカの研究機関から我が国に「抗生物質などの使用は症状を悪化させるので、使わないほうがよい」とアドバイスがあったそうです。善玉菌は、悪玉菌より抗生物質などに弱く、先にやられてしまいます。

悪玉菌は、肉類の多い食事や暴飲暴食をはじめ、ストレスや過労などによっても増加するようです。血液が汚れないよう、肉を食べる時は野菜も意識して十分食べましょう。

■あなたはサイレントキラーに狙われている

近年生活習慣病と言われる病気が取り上げられますが、実はその背景には腸内の善玉菌が減少し、細菌フローラが大きく乱れていることに関わりがあるようです。

最近の研究によると、動脈硬化は高脂肪食を取りすぎていると腸内細菌の勢力図に変化が起こり、悪玉菌優勢の腸になってしまうそうです。その結果、腸内細菌によってその脂肪からつくり出す代謝産物が肝臓に運ばれて酸化し、全身の血管をめぐることによって動脈硬化（サイレントキラー）が進行するというメカニズムが解明されています。ですから高脂肪食に偏よった食べ方はよくありません。

確かに脂肪の多い食品は美味しくクセになりやすい傾向にありますが、食のバランスを考えながら食べることが大切です。食べ物も、食べ方も習慣です。

「生活習慣病」とは、高血圧、糖尿病、高脂血症、肥満症などを言いますが、これらはサイレントキラーとともにある病気ですから、放っておくと自覚症状がほとんどないまま、動脈硬化が静かに進み、ある日突然脳梗塞や心筋梗塞、狭心症などに見舞われ、取り返しのつかないことになりかねません。

今、生活習慣病は20代から30代の若い年代層でも急増しているといわれ、将来が心配ですが、その原因はズバリ「食生活の乱れ」が第一の原因です。

食生活が乱れると前述したように腸内環境が乱れ、ひいては力のない、ドロドロに汚れた血液になってしまいます。**正に「食は命なり」、そして「力は血から」です。**

■腸内環境＝ウンチはどうですか？

腸内環境を整えて健康な体をつくるためには、自分の腸の状態を知る必要があります。腸が健康かどうかは、大便を見るとすぐ分かります。「大便は大きな便り」と書きます。

腸が健全に運営されていることが健康の大切な条件ですが、ウンチは健康のバロメーターです。色や形、硬さ、においを観察することで健康状態がある程度分かりますので、トイレで用を済ませたあと、ぜひとも自分のウンチを観察してください。

普通、**黄褐色または全体的に茶色系であれば心配ない**でしょう。真っ黒や血が混じるものはよくありません。続くようならすぐ病院で検査すべきでしょう。下痢便やコロコロのウンチも、よくありません。

それでは、よいウンチとはどのようなウンチでしょうか？　先述の藤田紘一郎先生は、「究極ウンコ」をこのように定義しています。

(1)便の量はバナナ3本分で、便切れがよいこと
(2)硬さは練り歯磨きや味噌《みそ》の硬さ
(3)色は黄色で匂いわずか、水にゆっくり沈むウンコ

こうした大便が出た時は、腸は最高のコンディションにあり、免疫力も整い、ストレスへの耐性も幸福感の感受性も良好にあると言っています。

ウンチのついでで申し訳ありませんが、以前、大便は食べ物の消化し切れなかった残骸と言われ、食べる量と大便の量は比例すると考えられていました。ところが最近の研究によると、食べ物のカスはわずか5%ほどで、60%は水分、固形部分の3分の1は腸内細菌、残り3分の1は腸から剥がれ落ちた細胞のカスと言われています。

■加齢とともに悪玉菌が優勢に

腸内細菌の種類や数は、食べ物をはじめ日常の生活習慣が大きく影響します。

善玉菌は、誰でも歳を重ねるごとに徐々に減少し、悪玉菌優勢へと変化していくものです。**50歳を過ぎると腸の老化現象（悪玉菌優勢）が起きてくる**ようですが、腸の老化と加齢臭はシーソー関係にあるようです。加齢臭の気になる方は腸内環境も悪いはずです。

最近では、若い年代層にも腸内環境の悪化現象が見られます。前述したように、根本的に言えば、食のバランスを整え、腸を汚さない生活をするということに尽きるのです。

ちなみに、私は30年ほど前に腸の重要性を学んで以来、自分の腸内環境をよくするため、「乳酸菌生成エキス」などの発酵食品を飲み続けています。もちろん基本的に野菜などの繊維質も十分とるよう食生活にも気をつけていますから、腸内環境はいつも良好です。

■ウンチの匂いで腸の調子が分かる

健康なウンチはあまり匂いませんが、刺激の強い、鼻につくような匂いのする便臭の時は、悪玉菌が多い証拠です。例えば、肉食が多かったりストレスや疲労が続いたりという場合、要注意。お腹が冷えた場合も、一時的に腸内環境は低下するようです。

一番気をつけたいのは、抗生物質などの抗菌剤です。これらのクスリは体に有益な菌まで殺してしまいますので、飲み続けると一気に腸内環境は悪くなります。ひどい場合、下痢や便秘になってしまい、腸内環境は悪化の一途たどります。このような人には乳酸菌生成エキスがおすすめです。

■人には人特有の善玉菌が定着している

善玉菌に代表される乳酸菌ですが、実はヨーグルトなどに含まれる乳酸菌群は「好気性菌」といって、光と空気がないと生きていけない菌類です。

人間の腸内は光も空気もないので、通常、乳酸菌は人の腸内で定着したり、増殖したりすることができません。さまざまな要因によって痛んだ腸内細菌叢《そう》のバランスを復元できるのは、人特有の「嫌気性」乳酸菌だけなのです。

それではなぜ、この外部から人の体に入ってきた好気性菌が有益なのでしょうか?

それは菌の残骸（死んだ菌）や分泌物が、腸内にもともと住んでいる善玉菌にいい環境を与え、結果、善玉菌が増えやすい条件をつくるからです。ということで、乳酸菌を積極的にとることは体によいことです。

■善玉菌を増やすには?

腸に直接関係のないように思える日常生活の習慣も、腸内環境に影響しています。実は**ストレスが悪玉菌を増やし、腸内環境のバランスを崩す**原因の一つにあげられます。

人は過度なストレスを感じると、腸の消化液の分泌が抑制されてしまいます。そうすると善玉菌の力は低下して、悪玉菌が住みやすい環境になってしまうのです。
規則正しい生活や、バランスのよい食生活を心がけるとともに、良質な睡眠、適度な運動でストレスを溜めないことも大切です。特にウォーキングなどの軽い運動は、ストレスを解消し便通を促す効果もあるのでおすすめです。

加工食品の中には品質の安定性を保つために、多くの防腐剤（食品保存料）が添加されています。これらの食品保存料は、加工した食品の中にいる細菌の増殖を抑制し、腐敗を防ぐものですが、実は腸内環境にはよくありません。腸内細菌の働きにもマイナスの影響を与えるからです。

サラミやウインナーなど多くの加工食品に使われますが、生鮮食品には使われません。動物実験で、これらの保存料を長期にわたり大量摂取させると、発がん性などの健康障害が生じやすいことが報告されています。食品表示をよく確認して買うことが大切です。

■よく笑う人ほどがんになりにくい

私たちの体内では３０００～５０００個ものがん細胞が、毎日発生していると言われています。ということは、誰でもがんの火種を抱えて生きているということです。

病気としてのがんは、がん細胞が異常に増殖した状態です。

1センチメートル以下のがんを見つけるのはとても難しく、1立方センチメートルのがんの中には10億個のがん細胞が存在するそうです。1センチメートルの大きさになるまで10年かかるそうですが、この程度の大きさでは、症状はほとんど出ないと言われています。

毎日休みなく生まれているがん細胞ですが、発生したからといって必ずがんになるわけではありません。「がん化」する前に免疫システムが、これを「敵」とみなして攻撃し排除しています。この**がん細胞をいち早く攻撃する中心的役割を果たす免疫細胞がナチュラルキラー（NK）細胞**です。

NK細胞は精神面に影響を受けやすく、暗く沈んだ後ろ向きな心理状態では活動力を弱めます。逆に楽しい気持ちになったり、生きがいを持ってイキイキと生活していると、より活性化されます。笑うだけでも活性化されることが、医学的実験で証明されています。

また、気持ちよく楽しんで運動すればNK細胞はアップし、激しくつらいストレスを抱えて生活をしているとよくありません。NK細胞にとってストレスは大敵です。

極論を言えば、**よく笑う人、前向きな人ほどがんになりにくい**ということです。

■食物繊維、オリゴ糖を摂取しよう

腸内にもともと存在している善玉菌を増やすためには、善玉菌の栄養源をとることが大切です。この栄養源となる成分としてぜひ摂取したいのが食物繊維とオリゴ糖です。

食物繊維はいも類、豆類、きのこ、こんにゃく、ごぼう、にんじんをはじめ野菜類、海草類に多く含まれています。腸内細菌によって分解されると、有機酸がつくり出されて腸内環境を酸性に傾かせる作用があるため、悪玉菌の増殖を抑えて善玉菌優位な環境へと整えてくれます。ちなみに、食後の血糖値の上昇を抑制したり、余分なコレステロールが体内に蓄積されないようにしたりという効果もあります。

オリゴ糖は他の糖と異なり、胃や腸で消化されることなく大腸まで届き、善玉菌の栄養源となってくれる成分です。玉ねぎ、ごぼう、ねぎ、とうもろこし、大豆などの豆類、バナナ、牛乳、はちみつにも多く含まれています。

■食品やサプリメントも効果的

善玉菌を増やすための一番手っ取り早い方法は、市販されている乳酸菌生成エキスを定期的に飲むことです。

前述した食品のほか、ヨーグルトやチーズ、発酵食品の漬物やキムチ、味噌《みそ》、納豆などに乳酸菌が多く含まれています。ヨーグルトにはちみつを入れて食べるのもおすすめです。乳酸菌飲料などのドリンクもありますが、糖分の高いものは控えましょう。
これらは腸内に継続的に補充することで効果が出てくるので、毎日続けて摂取することが大切です。

以下、章の最後に免疫力を高めるポイントをまとめます。自分で実践できる健康法として、覚えておいてください。

①腸内環境をよくする食事をとる。
②ストレスを貯めずず楽しく生きる。
③「体」も「心」を冷やさない。
④適度な運動をする。
⑤規則的な生活と睡眠をとる。
⑥暴飲暴食を避ける。

第6章　健康寿命を延ばそう

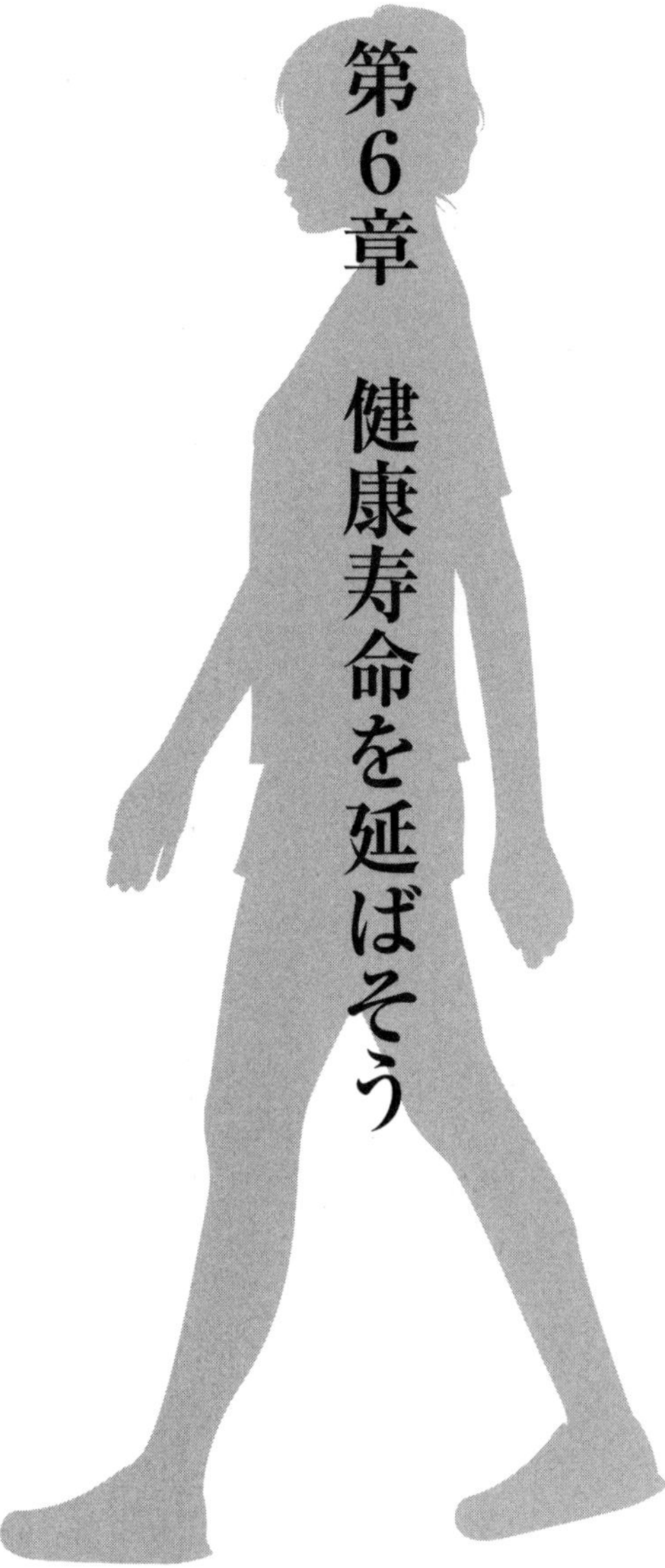

ロコモティブシンドロームと対峙する

本書を読まれている皆さんは、自分の老後にどんなイメージを持っていますか？　仕事を退職されたあとは旅行や趣味などいろいろなことを楽しみたい、スポーツをいつまでも続けたいなど、さまざまな想いに胸をふくらませている方も多いかと思います。

しかし**老後への願いや夢の実現は、「健康な体」があってこそできる**のです。おいしいものを食べに行きたくても、スポーツをしたくても、足腰が痛くて出かけられない、自分のこんな老後を今から好んでイメージする人はおそらくいないはずです。

今は元気でも、老後という現実は、かけ足のごとく誰のところにも必ずやって来ます。日本人の3大死因と言えば「がん」「心臓病」「脳卒中」などの内科的疾病がすぐにクローズアップされますが、次いで気になるのは「認知症」と「肺炎」でしょう。

しかし、骨や筋肉など人が動くための「運動器の老化や疾患」については、あまり知られていないのが実情ではないでしょうか。

若い頃には体に不都合を感じることがなかったのに、年歳を重ねるほど足、腰、肩、首などの筋肉や骨、関節や軟骨などの運動器系統に変化が起きて、痛みなどのために歩行や日常生活に、何らかの障害を来たす。このような状態を総称して**ロコモティブシンドローム（運動器症候群）**と言います。通称「ロコモ」です。

■運動不足による死亡者は年間推定5万人

我が国では「運動不足」のために約5万人の人が亡くなっていると推定されています。これは運動器である筋肉、骨格系統の機能が低下すると要介護に陥り、自立できなくなってしまうと身体機能が急速に低下するためです。

ロコモ、すなわち運動器の障害は、寝たきりから死につながるため軽視できません。そこで、厚生労働省では、**「強度を伴わない運動を毎日合計で40分間」行なうことを推奨**しています。例えばウオーキング20分間、ラジオ体操10分間、筋トレ10分間の計40分間など。無理なく楽しみながら「健康寿命」を延ばすための方法を、本書を参考にしていただきながら、自分なりに実行してみましょう。

■「面倒くさがり屋」ほどロコモに要注意

ロコモの概念は、２００７年、日本整形外科学会によって提唱されました。

腰痛や膝の痛みなどの症状から始まり、放っておくと変形性関節症になり、さらに悪化すると一人での外出が困難になり、最悪の場合、要介護や寝たきりになってしまいます。

自覚症状がなくても、次のような症状があるなら要注意です。

①最近歩くのが遅くなった。
②普通に歩いていてもつまずくことが多くなった。
③動作が遅い。
③立ったり座ったりするのが億劫《おっくう》に感じる。
④姿勢が悪くなった。
⑤動くとすぐに疲れやすい。

このように、一見なんでもないような症状から徐々にロコモへと進行していきますので油断は禁物です。

若い頃と比べると、普段の何気ない動作に、ちょっとした変化を感じることが多くなってきます。こうした変化は、年齢とともに骨や関節、筋肉が少しずつ衰えていくことに加えて、日々の運動量が減っていること、生活習慣病対策のための極端なダイエット（粗食）なども関係しています。足腰の衰えを進行させないためにも、気がついた時点でも遅くありませんので、早い時点から対策を考えましょう。

我が国でロコモは、予備軍も含めるとその数およそ4700万人と言われています。ロコモはあなた自身や家族にとって決して他人事ではありません。

健康寿命を伸ばすためにはロコモを改善することがとても重要です。

面倒くさいなどと考えるようではいけません。実行あるのみです。テレビでお馴染みの予備校教師ではありませんが、「いつやるの？」「今でしょ！」。

■「歳だからロコモは治らない」はウソ！

私の治療室にもロコモに悩む高齢者の患者さんがよく相談にいらっしゃり、足腰の神経痛や膝関節の痛み、股関節の痛み、腰痛、首や肩腕の痛み、古傷の痛みなどさまざまな部位の痛みを訴えます。ほとんどの方は、まず病院の整形外科を受診されますが、それでも解決されず、当治療室の重心七軸調整療法でよくなった人の紹介で来院されます。

整形外科の医師からの診断結果を患者さんにたずねると、「加齢現象ですね」と言われるのが定番のようです。診断方法はレントゲンやＭＲＩの撮影ばかりで、直接医師が触診したり、可動性を診たりすることはほとんどなく、「画像診断しかしてくれない」と多くの患者さんが口をそろえます。これには驚きです。

加齢現象と言われた患者さんは「歳だから治らない」とあきらめ、処方された痛み止めやその他のクスリを飲み続けるわけです。

私が診ると、このような患者さんの多くは、重心のくるいから起きる骨格や筋肉の歪み（ズレ）、加えて筋力の低下が主たる原因になっており、当然可逆性のある部位（関節が潰れたり、限界を超えていないところ以外）については、数回で回復します。

このようなケースは、本来の老化と違い、体の歪みからくる**「病的老化」**と私は呼んでいます。そのような区分けもせず、「加齢現象」などと簡単に片づけてしまっては、希望を失ってしまう患者さんが後をたちません。

80歳を過ぎても、回復の条件さえ整っていれば、1回の施術で回復する人もいます。歳をとっても、治る人は治るのです。その証拠に、それまで「歳だから」と片づけられ、あきめていたのに、施術をしたところピンピンと歩けるようになって大喜びする患者さんが何人もいらっしゃいます。

施術によって回復した方々を私は、「復活組」と言っています。

病院から「加齢現象です」と言われても、決してあきらめる必要はありません。

特に限界（かなりの太りすぎ、軟骨がなくなった、変形がひどく関節が固まってしまったなど）を超えていない限り、多くのロコモはよくなります。

痛い局部だけ治療していても決してよくなりません。

誰でも全体のバランスを土台（基礎）から治し、神経エネルギーの伝達をよくする治療をすることによって回復力が復活していく可能性は大きいのです。

■老後を楽しむためのキーワードは？

人は60歳を迎える頃になると、少しずつ体力が衰えます。多くの方が実感していることでしょう。気持ちは若い頃と少しも変わらないのに、体の動きをはじめ、体力的な面で大きな変化があるものです。

人間は、運動器（筋肉、骨格）系統によって支えられて生きています。何も対策せずに過ごしていると、身体機能は加齢によって間違いなく衰えます。

若い頃と比較すると「運動機能や耐久力、バランス能力、反応力」など総合的な機能が低下し、その結果、転倒や骨折を招いてしまうのです。そして「ロコモ＝病的老化」はますます進み、ついには自分自身のことができなくなり、要介護となるのです。

対策は難しくありません。**大切なのは「前向きな気持と好奇心」、そして「簡単な運動と栄養面」**。これらのキーワードからアプローチすれば、必ず改善できます。

栄養面を言えば、若い頃よりも炭水化物（糖質）を減らし、タンパク質やカルシウムの多い食べ物をとることが大切。タンパク質は豆類の植物性に偏らず、魚や肉などの動物性も重要です。肉は脂肪の少ないものを、週2、3回食べましょう。元気で長生きしているお年寄りは、皆さん肉を食べているそうです。ただし食べすぎはよくありません。

■生活不活発病を蹴散らそう

人間は歩く動物です。足腰が弱り一人で外に出かけられなくなると、家の中に閉じこもりがちとなり、「生活不活発病（廃用症候群）」の入り口に立たされてしまいます。外部との接触が少なくなると脳への刺激も減り、脳の老化がますます進みます。つまり足腰の弱りが、寝たきりの始まりなのです。

生活不活発病は、動かない、または動けないことが原因ですから、「不活発」の「不」

をなくし「活発」に動くことで解消します。

東日本大震災後、仮設住宅で生活されている高齢者に、生活不活発病が急増しました。このことから考えても、体を動かすことは本当に大切なことで、ひと月も動かないでいると簡単に足腰が弱ってしまいます。

そこでおすすめしたいのが、**足腰を衰えさせないための筋トレ**です。ここで求めている筋トレとは、「ガンガンやって鍛える」ものではなく、あくまでも筋力の低下を予防して、運動機能と耐久力、およびバランス能力と反応力などの総合的な能力の維持を目的に構成したものであることを理解してください。くれぐれも無理は禁物です。

■適度な運動を心がけよう

適度な運動は、血液、リンパの流れをよくし、筋力の維持、気分転換などさまざまな効果があります。**血液の流れがよくなることで、細胞への酸素供給や老廃物の排泄などがスムーズになります**。まさに、新陳代謝の要です。

血液は心臓がポンプとなって全身へと送り出されますが、末梢から心臓へ戻り返すためには心臓のポンプだけでは不十分で、筋肉を動かす必要があります。細胞からの老廃物はリンパ管にも流れ込み、静脈に合流して心臓に戻りますが、リンパ流のポンプになっているのも筋肉の動きです。ですから、適度な運動で筋肉を動かすことは、スムーズな血流やリンパ流の促進に欠かせません。特に「ふくらはぎの筋肉を動かすこと」は重力に逆らって下半身の血流やリンパを心臓に戻すためにとても大切です。

適度な運動を継続し、筋力を維持することも、高齢者の健康維持に欠かせません。筋力が低下すると、動くことが負担となり、日常生活に支障を来たします。姿勢の維持や歩行が障害されると、少しのことでケガをしたり骨折したりと、生活の質の低下につながります。運動をして筋肉に適度な負荷をかけることは、骨密度を落とさないためにも効果があり、**寝たきり防止のためにも有効**です。

無理のない運動を継続する

適度な軽い運動はとても有効ですが、激しい運動は逆効果です。

理由は、激しい運動によって体内に活性酸素や乳酸などの老廃物を増やすため、健康にとって逆にマイナスとなってしまうのです。

適度な運動として、例えば**1日30〜40分間、3000〜4000歩程度のウォーキング**

は大変効果があります。これに軽い筋トレをプラスして習慣化すれば、がんをはじめとする生活習慣病、前述した介護状態の予防になることが報告されています。

らくらく筋トレ体操のススメ

【らくらく筋トレ体操の注意点】

＊食後すぐに行なうのはよくありません。1時間以上おいてから行ないましょう。
＊呼吸を止めず通常呼吸で行ないましょう。
＊筋肉を作動させている時はその形を5〜6秒間維持しておくことがポイント。
＊1回ごとに2〜3秒間休みましょう。
＊同一の動作5回を1セットとし、できたら2セットやれば十分です。
＊弱い筋肉ほど筋肉痛となりますが、疲れたら休みながら行ないましょう。
＊水分補給をしながら行ないましょう。
＊毎日少しずつ、または1日おきにしっかりと行なっても構いません（最低週3回）。
＊できる範囲で構いませんので無理なく行ないましょう。

＊痛みなどが出たら、その動作はやめましょう。
＊筋トレする時に姿勢が不安定になる人は、机や柱などにつかまって行ないましょう。筋力がついてくると支えがなくてもバランスが崩れなくなります。

【用意するもの】

＊筋トレ用のチューブ（どのようなタイプのものでもよいですが、帯状で両手を伸ばした長さが使いやすい。負荷の弱いものがおすすめです）

前項の「適度な運動を心がけよう」（207ページ）で述べましたが、身体を動かすことによって必ず血流がよくなります。血流がよくなると、心の流れにも変化が起きます。ゆっくり、ゆったりと音楽でも聞きながら、自分のペースで身体を動かしてみることが大切です。

以下、私の患者さんにもおすすめしている「らくらく筋トレ体操」をご紹介します。気軽にできますので、ぜひ実践してみてください。何事でもそうですが、「楽しい心で行なう」ことがキーワードです。

(1) 軽いスクワットで大腿四頭筋を鍛える

下写真のように、まず、両足を肩幅ほどに開き、つま先を正面に向けて立ちます。腰を曲げず、背筋を伸ばしまま、膝を曲げられるところまで曲げ、大腿四頭筋を鍛えましょう。曲げたところで5~6秒間この状態を維持。5セット行ないます。

注意点は、膝を外に開かず、足の幅よりやや狭く股関節を少し閉めるよう意識すること。椅子《いす》に腰かけるような感じで腰を下ろすため、重心が内くるぶしからかかと側にかかります。膝が爪先より前に出ないよう、出尻にならないよう意識してください。このポジションが大腿四頭筋に効きます。

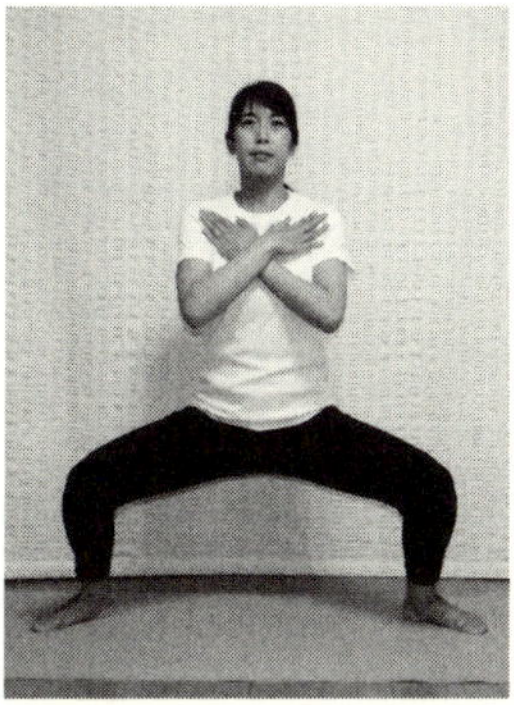
股割りスクワット。指先を外へ向け、深くしこを踏みます

足を開いて行なう股割りスクワット（上写真）も効果的です。相撲のしこを踏む形に似ていますが、足を肩幅よりやや広く開脚し、指先をできるだけ外

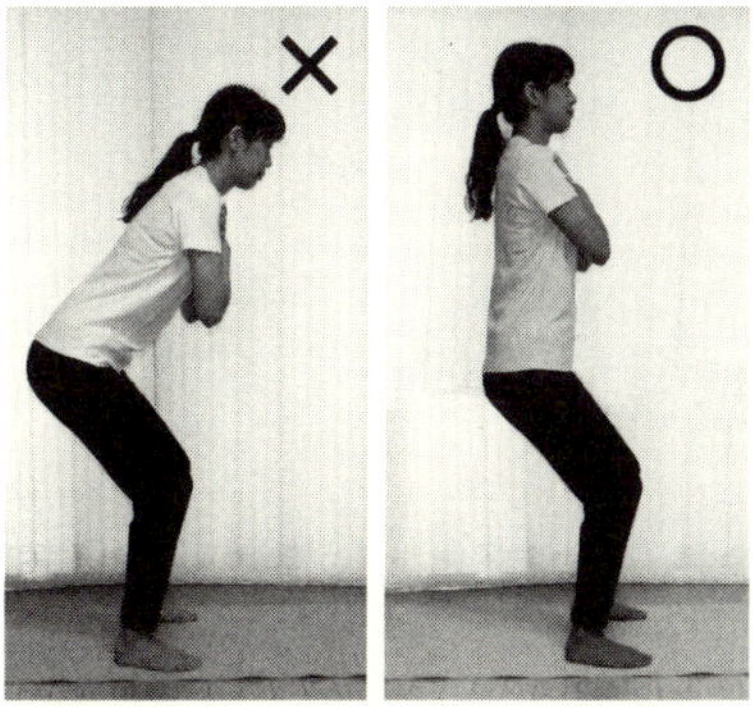

軽いスクワット。左写真のように前かがみにならないよう気をつけましょう

に向けて立ちます。そのまま背中を曲げずに腰を下ろします。下ろしたところで、5〜6秒間維持します。これは内転筋と四頭筋両方に効き、股関節部を強化します。

(2) つま先立ちでふくらはぎと足指を鍛える

両足を肩幅よりも少し狭く開き、かかとを上げ、つま先立ちで5〜6秒間この状態を維持。5〜10回行ないます。

近年、土踏まずのアーチが弱く、足指のバランスが取れていない人が多くいます。原因は足指の運動不足。前述の歩幅やや広めのウォーキングや、つま先立ちの運動はとても重要です。

(3) 片足立ちになり腸腰筋を鍛える

インナーマッスルで有名な大腰筋と腸骨筋を2つ合わせて「腸腰筋」と呼びます。膝を引き上げて股

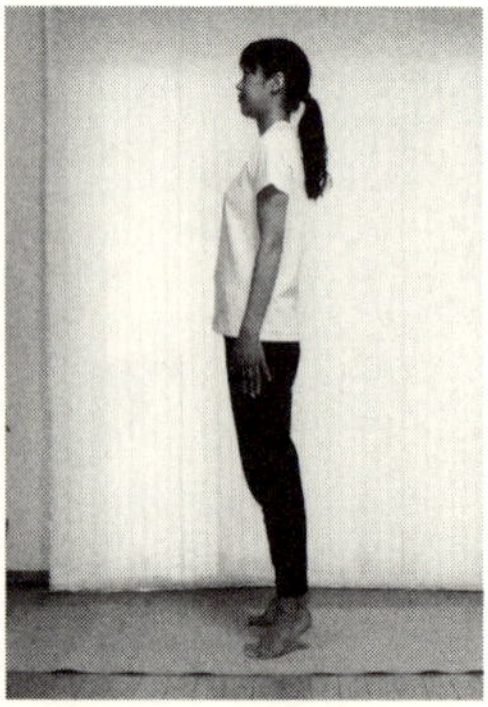

背筋をまっすぐに伸ばし、つま先立ちします

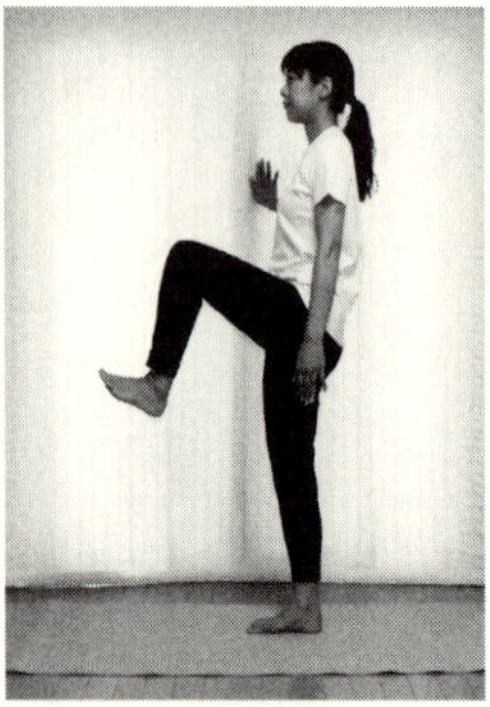

片足で不安定な場合、壁や柱につかまりましょう

関節を屈曲させる筋肉ですが、腸腰筋が弱まると、つまずいたり転倒したりしやすくなります。そのような事故を防ぐためにも、腸腰筋の強化が必要。後述(7)の筋トレと併用して行なうとよいでしょう。

筋トレ方法は、片足立ちになり、膝をできるだけ高く上げて胸の方に持ち上げたまま5〜6秒間この状態を維持。左右5セット行ないます。片足立ちでバランスの維持機能を高めると転びにくくなります。これも練習することでバランス機能がアップします。

(4) 大腿四頭筋と腸腰筋を同時に鍛える

片足立ちになり、膝を伸ばしたままで下肢を水平に近い所まで上げ、大腿四頭筋と腸腰筋を同時に鍛えます。水平に伸ばしたまま5〜6秒間この状態を維持。左右5セット行ないます。下肢を前方へ挙上する時は柱につかまり、上体が後ろに倒れないよう注意します。

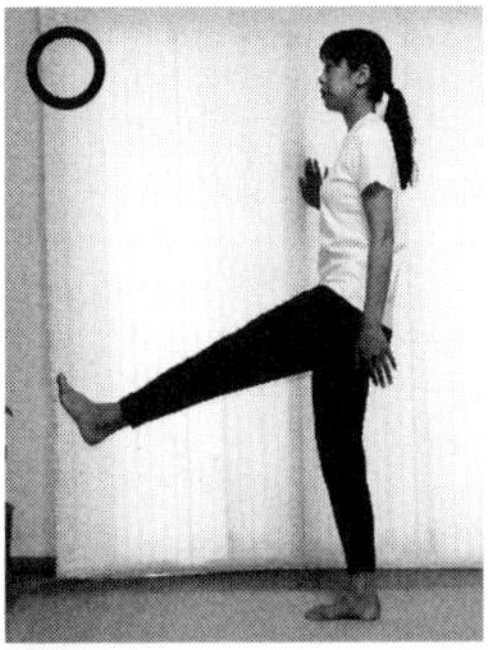

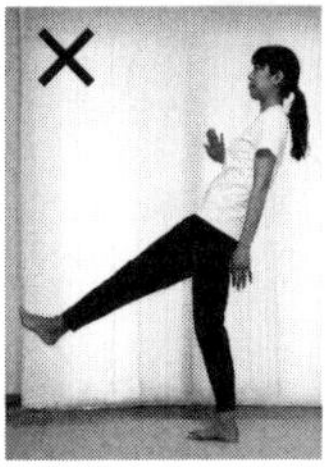

水平の高さまで無理に足を上げる必要はありません。できる範囲で少しずつ試しましょう。左のように、上体がのけぞらないようにしましょう

(5) 股関節外転筋(中臀《でん》筋、小臀《でん》筋、大臀《でん》筋)と側腹筋を鍛える

片足立ちになり膝を伸ばしたまま側方に足を上げていきます。外くるぶしが上を向いていることが理想で、あくまでも側方に挙上することが大切です。挙上したまま5~6秒間この状態を維持。左右5セット行ないます。

側方に挙上する時は壁や柱につかまり、上体が反対側に倒れないように注意します。これはかなり効きますので3秒間ぐらいから行いましょう。

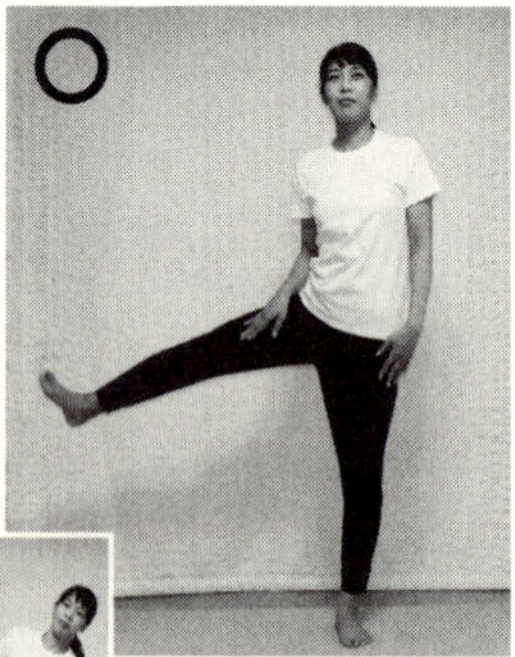

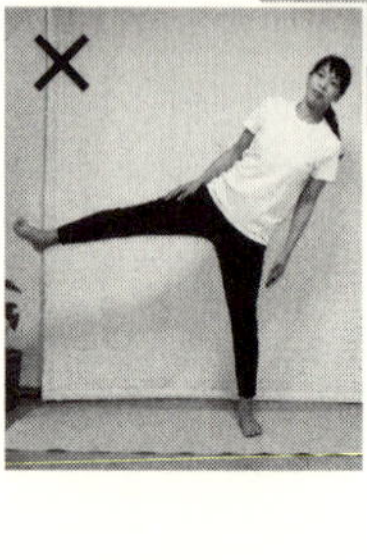

壁や柱がない場合、バランスを崩し転倒しないよう気をつけましょう

(6) 大腿内側の筋肉、内転筋群を鍛える

立ったまま、または座った状態で座布団を二つ折にして膝に挟み、股関節の筋肉や臀《でん》筋および骨盤底筋(肛門を締める筋肉)も動員して膝を締めていきます。5~6秒間この状態を維持します。

(5)と(6)で鍛える筋肉は普段あまり使っていないので、ほとんどの人は、この筋肉が弱っています。筋力アップするまで、つりやすく難儀することもありますので、少しずつ無理しないでやりましょう。

(7) つまずきやすい人のための筋トレ

ひざ下前面の筋肉は「前脛骨筋《ぜんけいこつきん》」といい、足首やつま先を背屈させる筋肉です。これが弱るとつまずきやすくなり、転倒の原因にもなります。

筋トレ方法は、柱などに筋トレ用チューブの両端を結びつけ、もう片方の輪の中に両足の指を入れ、足首に負荷をかけるように背屈させます。親指にしっかり力を入れ、背屈したままの状態で5〜6秒間維持。5セット行ないます。(1)〜(3)とともに行なうと効果的です。

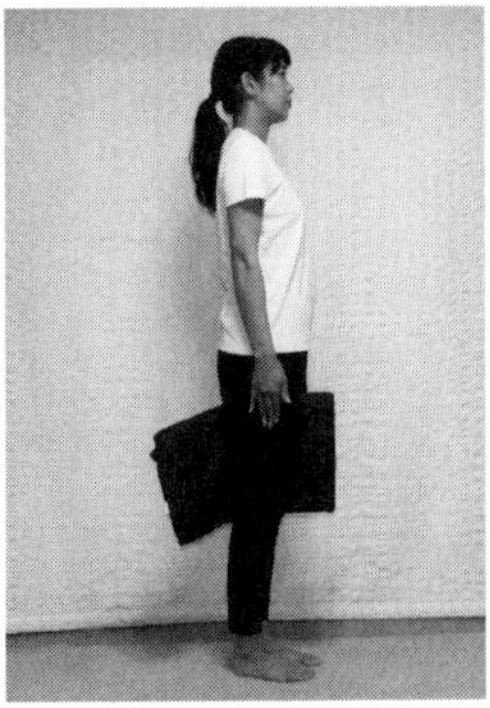

座布団を挟む時もまっすぐ背筋を伸ばしましょう

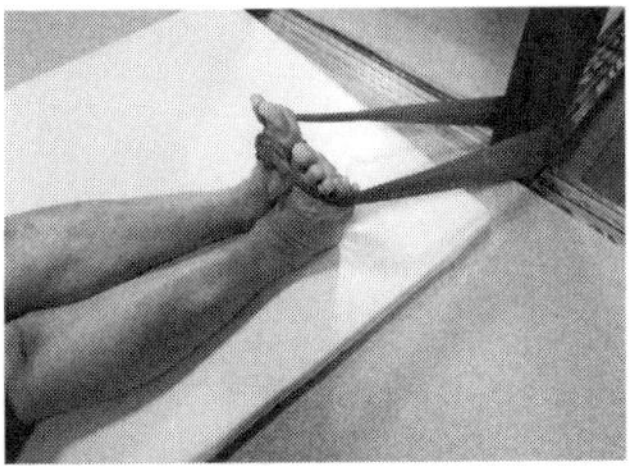

チューブは柱など動かないものにしっかりと結びつけましょう

体幹部を鍛えよう

次におすすめしたいのが体幹筋の筋トレです。

ここを鍛えると、寝たり起きたりする動作が楽になります。

■腹筋

①あおむけになり、膝を曲げた状態で、両手をヘソの上に置き、体幹部でしっかり起き上がります。足の甲付近を誰かに抑えてもらうとやりやすくなります。

②起き上がりに2秒間、戻る時は5秒間ほど時間をかけて行ないます。戻る時に5秒間も耐えられない場合、できる範囲で構いません。起き上がった時の角度も、できる範囲で行ないましょう。10セットを目安にしてください。

③起き上がるのが難しい人は、お腹をのぞき込むように頭部を起こします。その時、肩甲骨が床から離れるように意識し、この姿勢を5〜6秒間維持。5セット行ないます。

■腰背筋

うつ伏せになり両手で臀《でん》部を軽く押さえ、大臀《でん》筋の緊張を手で感じながら背中を反らします（足を押さえてもらうとやりやすい）。できれば、胸が床から離れるように反らすとよいでしょう。反らした状態を5～6秒間維持。5～10セット行ないます。臀《でん》筋の力で反るイメージで行なうと効果的です。

■左右の手足のバランスを取りながら体幹筋のバランスをよくする

膝立ちの四つん這いになります。

①右手を前方に水平に上げ、次に左の足を水平に上げ、その状態を5～6秒間維持します。この時、上肢と下肢、体幹部が一直線に水平になるようイメージします。

②①で上げた手足の左右逆。交互に5回ずつ行ないます。

これによって体感筋のバランスがよくなり、腰痛の改善や予防をはじめ、**腰背筋の強化にとても役立ちます**。腰背筋がしっかりしている人は、背筋がきれいに伸びて姿勢がよく、見た目も若々しく見えます。

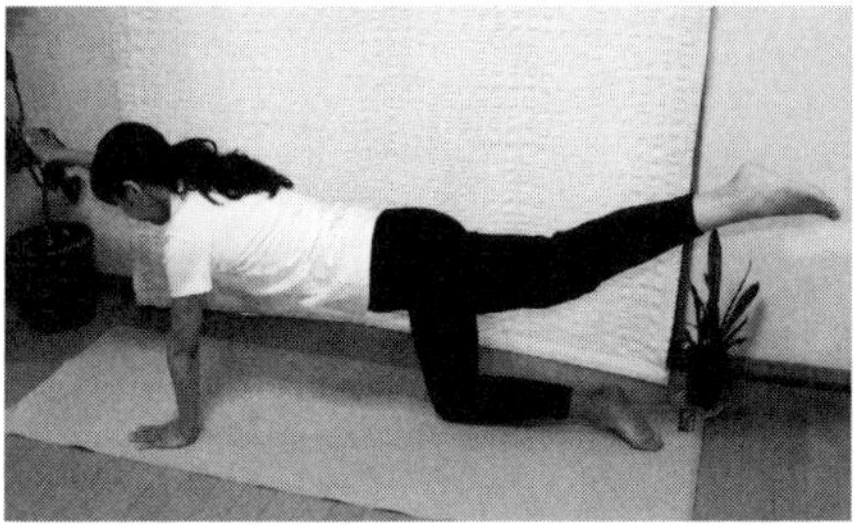

伸ばしている足が上がったり下がったりしがちですが、水平を保つよう心がけましょう

チューブを用いた腕肩の筋トレ

足腰の強化は大切ですが、腕や肩もこれに順じて大切です。腕の筋トレにはチューブがおすすめです。

(1) 腕(上腕二頭筋=力こぶをつくる筋肉)を鍛える

チューブを手に取り、二つ折にして、足で真ん中を踏みチューブを固定します。両足を肩幅に開いて立ち、肘は伸ばすか少し曲げ、脇腹に軽くつけた体勢から始めます。片手、両手で行なっても構いません。

①肘を曲げ切らず90度より少し曲げたところで5〜6秒間維持。ゆっくり2秒間かけて戻します。体がのけぞったり、肩が上がらないよう気をつけましょう。10セットを目安に行ないます。

②椅子《いす》に腰かけて行なうことも可能です。その場

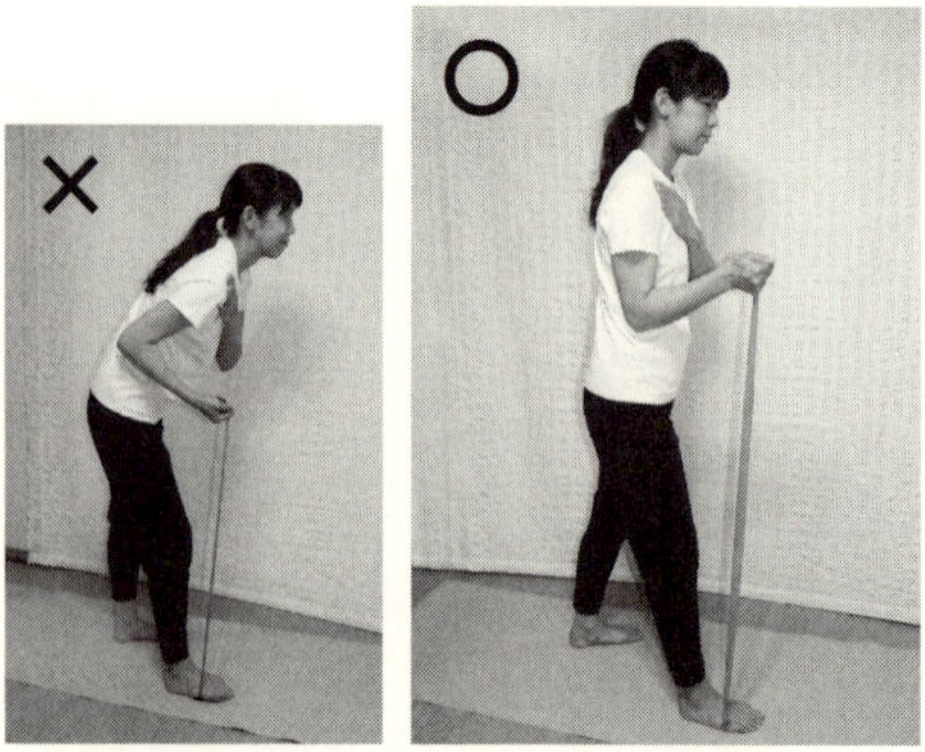

チューブを上方に引っ張ります。左写真のように上体が前屈しすぎないよう注意しましょう

合、チューブを張ったまま肘を曲げることで筋トレができます。

(2) 上腕三頭筋（力こぶの裏側の筋肉）を鍛える

チューブの中央部を足裏で踏みつけ、両足を肩幅に開いて立ち、チューブの両端を伸ばした状態で持ちます。

①背筋を伸ばしたまま上体を少し前屈させ、肘を曲げた状態から開始します。上体をやや前屈させたまま、肘を後方に伸ばし上げるようにチューブを引っ張ります。伸ばしたところで５～６秒間維持。肘の位置を変えないよう気をつけましょう。10回を目安に行ないます。背筋や肩甲骨の筋肉を使うので、猫背を予防します。

②椅子《いす》に腰かけて行なうことも可能です。その場合、チューブを張ったまま肘を後方に伸ばすことで筋トレができます。

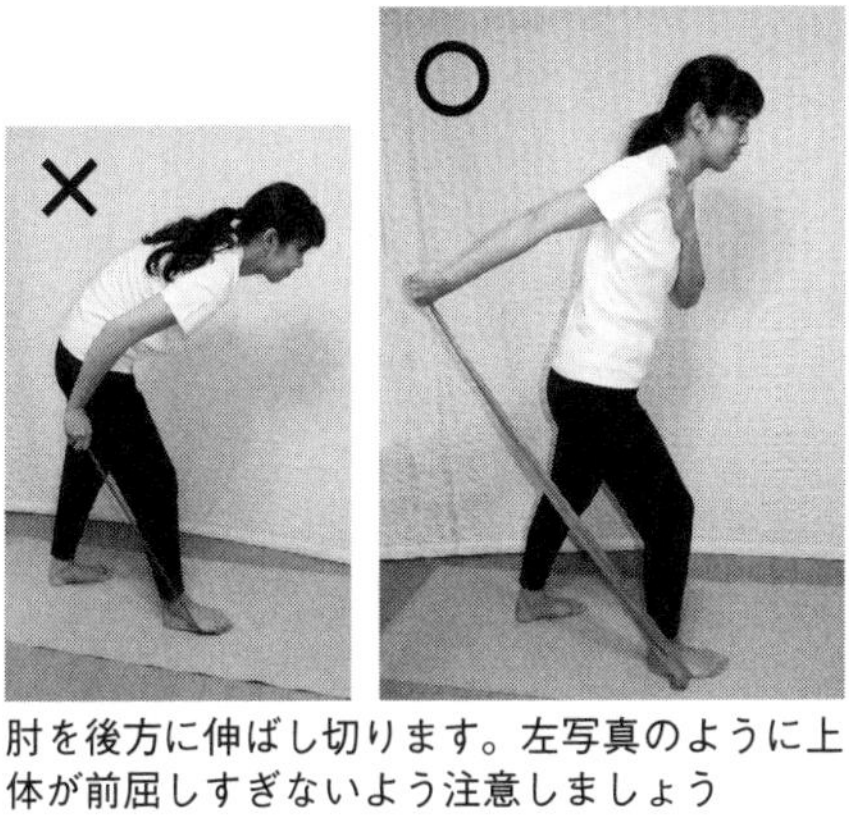

肘を後方に伸ばし切ります。左写真のように上体が前屈しすぎないよう注意しましょう

(3) 三角筋、大胸筋、菱形筋《りょうけい》、上腕三頭筋などを同時に鍛える

椅子《いす》に腰かけてもよし、立ったままでもよし。どちらでも構いません。

①チューブを肩幅に持ち、肘を前に伸ばした状態から両手を水平に一直線になる手前まで伸ばします（伸ばし切ってはいけません）。そのまま5～6秒間維持。5セット行ないます。

チューブは1本（シングル）でも、2本（ダブル）でも構いません。筋力に応じて使い分けましょう。

②チューブを背中に渡して肩幅に持ち、左右の肩甲骨をつけたまま両手を水平に、一直線になる手前まで伸ばします。そのまま5～6秒間維持。5セット行ないます。

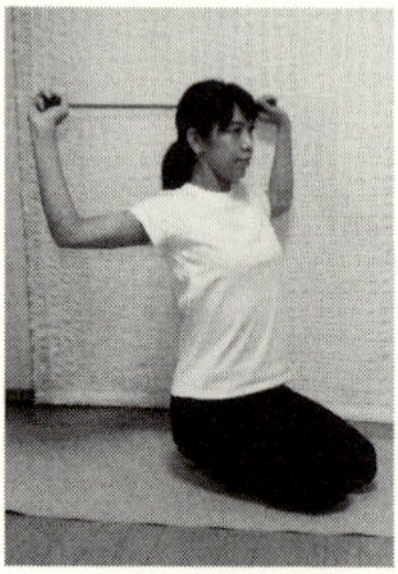

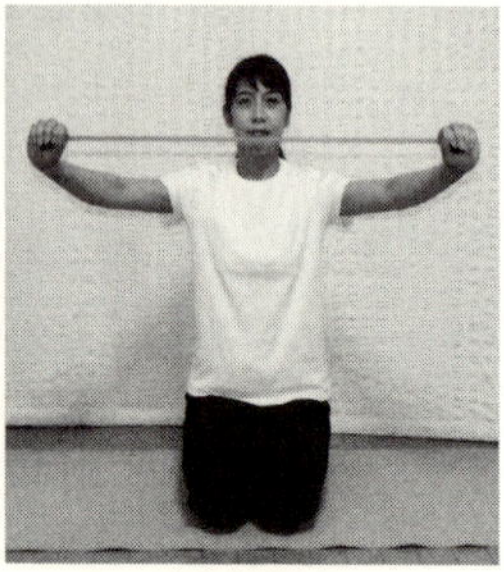

チューブを使ったトレーニングを行なうことで、普段あまり使わない筋肉が鍛えられます

【チューブを用いた筋トレの注意点・まとめ】

＊腕や肩の筋トレは、椅子《いす》に腰かけたまま行なっても構いません。

＊回数はあくまでも目安です。こだわらなくて構いません。

＊大切なのは楽しく行なうこと。テレビを見ながら行なっても構いません。

＊チューブは伸ばして使うため、反対側へ勢いよく縮みます。お笑い番組の罰ゲームのようにならないよう気をつけましょう。

＊チューブの筋トレは軽い抵抗を利用したものですが、意外と効果を発揮するもので、軽視できません。無理なく誰にでもできますし、継続して行なうことで着実に効果が現れてきます。まさに「継続は力なり」です。

＊筋トレの効果は何歳になっても、実践すれば必ず筋力アップすることが、科学的に実証されています。ぜひ実行してみてください。

■お手玉とけん玉の効用

お手玉やけん玉など懐かしい「昔遊び」が今、医学的に注目されていることをご存知でしょうか？　ＮＨＫのテレビ番組「ためしてガッテン」でも紹介されていましたが、**昔遊びには、遊んでいるだけで集中力が高まり、脳を活性化させて「認知症の予防や、うつ病の症状改善」の効果が期待できる**そうです。

そのため、お手玉やけん玉が医療の現場で使われたり、さまざまなスポーツ界の練習に取り入れられたり、近年注目されています。

「遊び感覚」は人生になくてはならないものです。お手玉やけん玉は、脳をはじめ体のバランス感覚やリズム感など、全身を総合的にうまく使うことが最大のミソ。気持ちを前向きにし、ストレスを解消し、やる気を引き出してくれるのでおすすめです。

宇宙（大自然）が織り成す永遠の循環の中で

お釈迦様の言われた「生老病死」は、人間の一生を簡潔に四文字で言い表した「真理の言葉」です。太古の昔より「生と死」という相反する現象は、命あるものすべてに与えられた生命の大法則です。どんなに美しい花でも、その時期が来ればやがて散り果ててしまい、土に還元されていきます。

植物も動物もすべての生物は、この大自然（宇宙）の摂理から逃れることは不可能です。気が遠くなるほどの長い宇宙の歴史から見れば、人間は、地球という自然界の一構成体にすぎません。

この宇宙に仕組まれている法則の中で、**どんなに科学が進歩しても、どんなにお金を費やして頑張ってみても、人間の力が及ばないものはいくらでもある**のです。

■健康の秘訣①～自然に、そして逆らわず

中国の古の言葉に、「順天者盛」「逆天者衰」とあります。「天（自然）に従って生きる者は栄え、天（自然）に逆らって生きる者は衰える」というもっともな話ですが、健康に、そして幸せに生きるために、忘れてはいけない真理の言葉であります。

健康というものは実にありがたいものです。人間は健康で何事もない時には、好き勝手な気ままな生活を送りがちです。しかし、いざ健康に異変が起きてくるとどうでしょう？あわてふためき、あらためて健康がいかに大切で尊いものなのか、ということに気がつく

ものです。

この世の中で人間ほど「生への執着」の激しい動物はいないのではないでしょうか？

よくよく考えてみると、人の寿命など長く生きたとしても、せいぜい百年足らずです。この百年に満たない人の寿命など、永遠に織り成す宇宙の時空に比べれば、まばたきするほどの一瞬でしかありません。その一瞬を我欲で満たそうと一生懸命励むのが人間でもあるのです。そして、その我欲のために命のロウソクをすり減らしている人ほど、後々健康に支障を来たしているように思われてなりません。

時間は一瞬も止まることなく、過去から現在、そして未来に向かって永遠に流れ続けています。

人の生命もオギャーッと生まれたなら、**体内に内在する叡智（先天的知能）に育まれながら成長して盛んとなり、そしていつしか老い衰え、あるいは病気になり、最後はこの世から卒業していく**のです。

この生命の「始、中、終」という命の流れの中で、誰もがこのような宇宙（大自然界）の法則（掌）の中で生かされています。それなのに、飽くなき消費と自己拡大に走り続ける人間社会の思考性や価値観は、このままでよいのでしょうか？

■健康の秘訣②～多くの物を持たず、気楽に生きる

「世界で一番貧乏な大統領」として、世界中で話題になった、南米ウルグアイのムヒカ大統領の演説は、正に人類の間違った方向性に警笛を鳴らす内容のものでした。

「人間の持つ無限の欲が、そして、いくらあっても満足しない欲の心が地球環境を脅かしている」と、世界の指導者たちに問題提起しました。だからこそ、世界中の人々はこの演説に感動したのです。

発展（自己拡大）イコール自然破壊（健康破壊）です。健康は幸せの礎であることは間違いありません。経済的なゆとりも大切なことは確かですが、**ほどほどに足ることを知る「少欲」の思考も大切**です。

人は裸でこの世に生まれ、裸で無限の世界に還る存在であると私は信じます。人は死に往く瞬間、自分の人生に「ありがとう」と心から思えればそれでいいと思います。

「生者必滅、無常の世界」に、ひと時の仮の宿をお借りしていると思えば、人生は、とっても気が楽なものかもしれませんね。

■健康の秘訣③ ～ 何があっても大丈夫という気持ちで生きる

人間は死ぬことが一番こわいと思っています。

今、日本人は3人に1人ががんで死ぬ時代です。最近は、助からない状況下にある患者には余命宣告をしますが、私はとてもよいことであると思っています。

何も知らずその日まで漠然と過ごすより、知ることによって、まずはそれを受け入れ、身辺を整理し、そして旅立つための準備などができることを考えれば、心に少しの余裕ができると思うのです。

人は何年生きたかより、どのように生きたかのほうが重要であると思います。

いずれ「パッ」と逝くのですから、人生重々しく生きてはいけません。

皆、いずれ行く道。**体が動くうちは楽しいことを考えて、死を見据えた生き方ができればいいのではないでしょうか。**

なんせ致死率100％の世界に生まれてきたのですから。その時が来るまで何があっても大丈夫という気持ちで生きましょう。そのほうが健康にもよいのです。

終わりに～われ、我が主治医なり

「人生最大の宝」はなんといっても健康です。

お金がないのは困るけど、健康であれば何でもできます。怠け者でなければ、生きていくだけの経済活動は誰にでもできるはずです。

冒頭でも述べましたが、健康であるためには、それを支えるための「３つの条件」があります。

①調心。前向きで明るく、希望を持って生きていく心です。
②調身。筋骨格系のバランスがよく、体が動かせることです。
③調食。体によいものをバランスよく（八分目）とることです。

これら「３つの条件」が整っていれば「内なる生命の叡智」に邪魔が入らず、その人の生命活動は十全に行なわれ、一番よい健康状態を表現できるのです。

これに質のよい睡眠が加わることは言うまでもありません。**病気や体調不良は、突き詰**

めるとほとんどが自己管理の悪さに行き着きます。働きすぎたり不規則で無茶苦茶な生活をしたりで、健康の三原則からほど遠い生活を繰り返してきた結果にほかなりません。

体調がおかしいと感じたなら、それは、「内なる自己」からの連絡で「健康の軌道から外れてますよ！」というシグナルと理解すべきでしょう。

「調心」「調食」は自己責任であり、気づきと努力次第で何とかなりますが、「調身＝体のバランスを整える」ことは、自分自身ではなかなか気がつかないので専門家に指導していただくのが一番よいでしょう。

終わりに**「われ、我が主治医なり」**とは、私たちの体に生れながらに内在する叡智である「先天的知能」を言い表した言葉であり、教育された顕在意識の自己のことではありません。教育された自己は自己満足の世界で生きており、自由奔放で、身体を壊す生活をしていることにも気がつかず、日常を過ごしています。

しかし「先天的知能」は常に健康を維持するために、どんな条件の中においてもひと時も休まず、生命の限界を迎えるまで一生懸命働き続けています。この我が内なる「生命の叡智」になるべく迷惑をかけず、日々感謝しつつ毎日を送りたいものであります。

ゲーテいわく「**人は自然から遠ざかれば遠ざかるほど病に近ずく**」。
何と的を射た真理の言葉でありましょうか。

２０１８年10月

齊藤治道

発刊に寄せて

齊藤さんの治療は魔法にあらず。背骨や筋肉の歪みを治す、まっとうな手わざの治療法です。その手わざは、アメリカで高く評価されているO‐リングテストと、日本古来の整体療法を、齊藤さんが独自に融合させた「重心七軸調整療法」というものです。

O‐リングテストとは、身体の部位に対する脳の反応を手の指を丸めて測定する方法です。なんの器具も使わずに身体の異常箇所を検出できるのですから、なんとも不思議な技術です。これによって異常部位を発見し、異常の原因となっている背骨や筋肉の歪みを調整して身体を正常に戻していく方法。これが本書で紹介されている「重心七軸調整療法」なのです。

私も体調を崩した時に何度か齊藤さんの施術を受けましたが、こんな簡単な方法で治療効果が出るのかと驚きました。クスリも飲まず手術もしないで、身体のズレを直すだけで正常に戻る。読んでみると身体観と治療観が大きく変わる生命《いのち》の書でもあります。

本書では、現代医学で治療しなかった症例でも「重心七軸調整療法」によって快癒した事例がいくつも紹介されています。しかし、齊藤さんは現代医学を否定しているわけではありません。現代医学と「重心七軸調整療法」がそれぞれに持つよい面を活用して身体の健康を保ちましょう、という呼びかけの書なのです。

よい姿勢をとることを心がけながら、そう難しくはない軽い運動をほんの少し続けるだけで、日頃の健康を保つことができます。

本書を読むと、それが簡単に実行できそうな気になってしまうから不思議です。

宮城学院女子大学学長・東北大学名誉教授　平川 新

著者紹介
齊藤治道（さいとう はるみち）

1954年宮城県生まれ。18歳より少林寺拳法の修行、23歳から治療の道に入る。長生学園で長生医学（整体指圧療法）を学び、関東鍼灸専門学校で鍼灸治療を学ぶ。厚生労働大臣認定（鍼師、灸師、指圧、マッサージ師）の免許にて開業。これまでのべ10万人以上の相談者を施術。各種整体術、カイロプラクティックやO-リングテストをはじめ、鍼灸東洋医学の研究、研鑽の結果「重心七軸調整療法」の治療体系を編み出す。

長生堂整体鍼灸院（東京オフィス、仙台オフィス）院長／健体健心の集い（自己整体法である導引法を指導）主宰／著書「図説導引法」（非売品）／日本長生医学会会員／日本バイデジタルO-リングテスト医学会会員／少林寺拳法五段

自然治癒力を活性化させる
重心七軸調整療法

2018年11月15日　第1版第1刷発行

著者／齊藤治道

発行人／小黒一三

発行所／株式会社木楽舎

東京都中央区明石町11-15 ミキジ明石町ビル6F

制作協力／湘友企画（村瀬裕計）

印刷・製本／シナノ印刷株式会社

ISBN978-4-86324-131-2